这一年，我们一起经历的点滴

忐忑与激动
期盼和紧张
痛并快乐着的幸福孕事

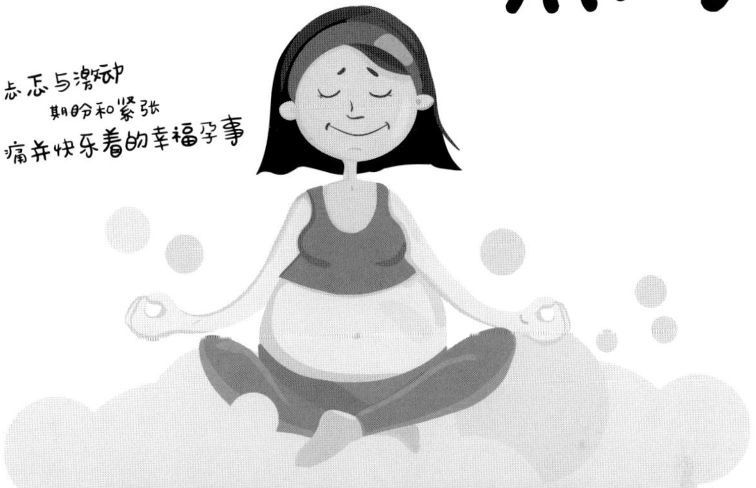

来自贝塔妈的孕产期日记

幽默风趣的孕产期“私密日记”
让十月怀胎变成一件幸福的事！

曹恒智／著

内蒙古出版集团
内蒙古人民出版社

图书在版编目（CIP）数据

这一年，我们一起经历的点滴：来自贝塔妈的孕产期日记 / 曹恒智著 .—呼和浩特：内蒙古人民出版社，2015.7

ISBN 978-7-204-13519-6

Ⅰ . ①这… Ⅱ . ①曹… Ⅲ . ①妊娠期—妇幼保健—基本知识 ②产褥期—妇幼保健—基本知识 Ⅳ . ① R715.3

中国版本图书馆 CIP 数据核字（2015）第 162159 号

这一年，我们一起经历的点滴—— 来自贝塔妈的孕产期日记

作　　者 曹恒智
责任编辑 侯海燕
责任校对 杜慧婧
责任监印 和平
封面设计 宋双成
出版发行 内蒙古人民出版社
地　　址 呼和浩特市新城区中山东路 8 号波士名人国际 B 座 5 楼
网　　址 http://www.nmgrmcbs.com
印　　刷 内蒙古爱信达教育印务有限责任公司
开　　本 710mm × 1000mm 1/16
印　　张 12.25
字　　数 140 千
版　　次 2015 年 8 月第 1 版
印　　次 2015 年 8 月第 1 次印刷
印　　数 1 — 4000 册
标准书号 ISBN 978-7-204-13519-6/C · 312
定　　价 28.00 元

前言

我不知道该如何描述，提笔写这篇前言时的那种脸红到近乎忐忑、认真到近乎紧张的感觉。

我忐忑、脸红，一方面是因为这些记录个人孕期感受的文字竟然会有机会面众。另一方面更是因为，我文中的每个文字、每点感受、每次记录、每篇手记均发自肺腑、来自内心。将自己的心肺掏出来展现给全世界，这确实是件令人脸红的事：你的抱怨和偏见，你的神经质和紧张兮兮，你的小心思和小算盘，会随着你的那些所谓的经验和心得一起，赤裸裸地呈现在大家的眼前。

但最终，我决定忐忑地面对这些令我脸红的文字。我在整个孕期神经敏感、伤春感秋，秀感动的同时也持续不断地发出抱怨：我对医生无比地信任和依赖，但却存有患者固有的那么一点偏见；身体的变化使我既幸福又紧张，紧张到对各类检查都很谨慎，近乎神经质；除了常规检查，我竭尽全力地在自己身上寻找“不正常”，企图用这种寻而不得的方式来说明自己的一切安好，时常紧张兮兮；我念叨着女人不易、念叨着生娃过程中灵与肉的痛苦、念叨着男人在养娃之事上的无用，看似自我激励，实则怀着趁机教育老公的小心思；我不是个勇于表达自己感情的人，对于亲情、友情、爱情这些支撑着我度过人生中最不平凡一年的亲人们，我不好意思直接表达，我不好意思直接说谢谢，却打着在文中多处提及以起到间接表达作用的小算盘……所有这些使我脸红、忐忑的“掏心掏肺”，在我心里甚至比我所谓的心得和经验更值得与君分享。这些事情，或许你也终将经历；这些心情，或许你也终将体会。

同时我也紧张，我怀着无比认真的心情面对这篇前言。在我心里，它代表着我这一年点滴生活记录的完结。这绝不仅仅是我自己的一年：它首先是贝塔的，他是这一切点滴的灵魂，没有他，就没有这一切；它当然也是贝塔爸的，他是这一切点滴的支撑，没有他，就没有温暖的家、有力的后盾；它更应该是我的挚友丁琼的，她是这一切点滴的美容师，没有她，这些记载终究只是黑白色的文字，而不会这样五颜六色、色彩斑斓；它同时也是我的父母、我的亲人、我的朋友、我的医生以及我认识的其他的那些人们的。所以我不只是替我，更是替大家，写这样的一篇前言，做这样的一篇总结。

我生怕我的表达不够到位，我的总结不够深刻。但事实上，我似乎什么都没有总结，没有描述。也是，近 500 个日日夜夜的点滴，岂是 1000 字的前言即可总结完毕的？更详尽的内容，还得等您翻开了这本书再说。

目 录

目录

第三部分 孕晚期篇
——备万事待东风

第四部分 一个人的当妈路

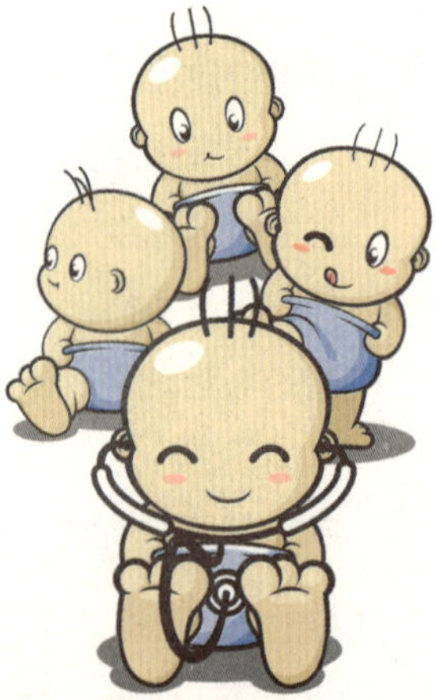

第一部分

孕早期篇

——欢迎新生命的降临

今天是风不和日不丽的一天，却是我人生中值得纪念的伟大的一天。在验孕棒的见证下，一个早就被我定乳名为“贝塔”的小家伙，成功入驻我的肚皮。接下来我将度过我人生中最最奇妙的9个月，此后结束我和贝塔爸的二人世界，正式开始这甜蜜的三角生活。

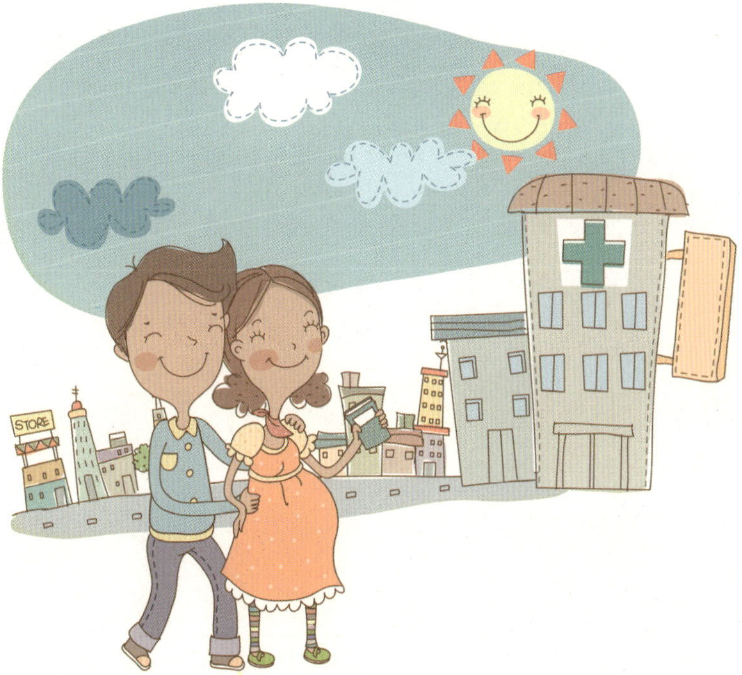

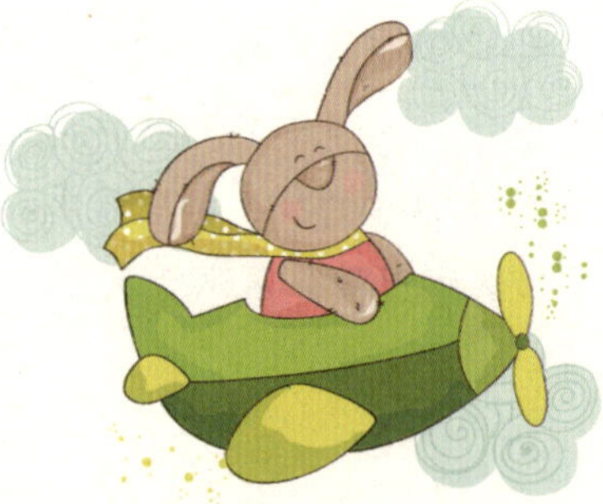

欢迎欢迎，热烈欢迎

当老公在早早孕试纸上看到一条淡淡的水印时，他终于长长地舒了一口气，两个月来，他本着养兵千日用兵一时的职业操守，不畏辛劳地配合着我，现在终于可以躺倒在功名簿上睡大觉了。

有人说，每个备孕的女人都有着一部血泪成长史，这话虽然有些夸张，但对于我来说，确实也曾经历过以及正在经历着这样一段不同寻常的神经兮兮的时光。

比如早上等地铁，看着地铁站台里一批又一批的人群，我突然会想：卵子就好像这样一列地铁，精子就好像这一批批的人。与这不同的是，精子的一生，只能等到一辆属于自己的卵子列车，甚至在还没等到的时候就先“挂”了；而一辆车，仅仅能上一个精子，其他的精子就算等到了列车也只能眼看着它载着那个幸运的同伴远去。看来，等地铁的人们，比等卵子的精子要幸福得多。

进而我还会思考，能否有精子可以搭乘上这辆卵子列车，还需要这么几个前提：1. 列车按时来，不迟到，不早退，路上不堵车。2. 列车车厢正常，不狭小不拥挤，等车的（精子）可正常跻身。3. 等车的（精子）按时进站。4。等车的（精子）

力气好寿命长，至少有一个是这样。5. 始发站、终点站均无塌方、轨道受损、站内破损等情况……对应到备孕术语，就是：1. 正常排卵，有周期有规律，不早不晚，排卵时间点可把控。2. 排的卵圆润有弹性，不小不干瘪可以正常接纳精子。3. 按时安排计划内房事，安排后可以保证精子顺利正常的流进肚子中。4. 高质量的精子进入肚皮后可顺利通过输卵管到达合适的位置等卵子。5. 卵子始发站卵巢功能正常，卵子终点站子宫厚度正常养分够用。真难！

上面这几点，我基本都正常，除了近半年来，列车发车间隔总不准，虽说这不是什么大问题，但车不按点来，就苦了等车的，特别是送等车的进站的人。找不到列车进站的明确规律，只好将等车的一批批送进来等着。以搞定的这个周期为例，整个十一期间，我们用最高昂的斗志，在最好的体力和心情条件下，安排着一场又一场的计划内房事，重复着吃饭、睡觉两点一线生活。

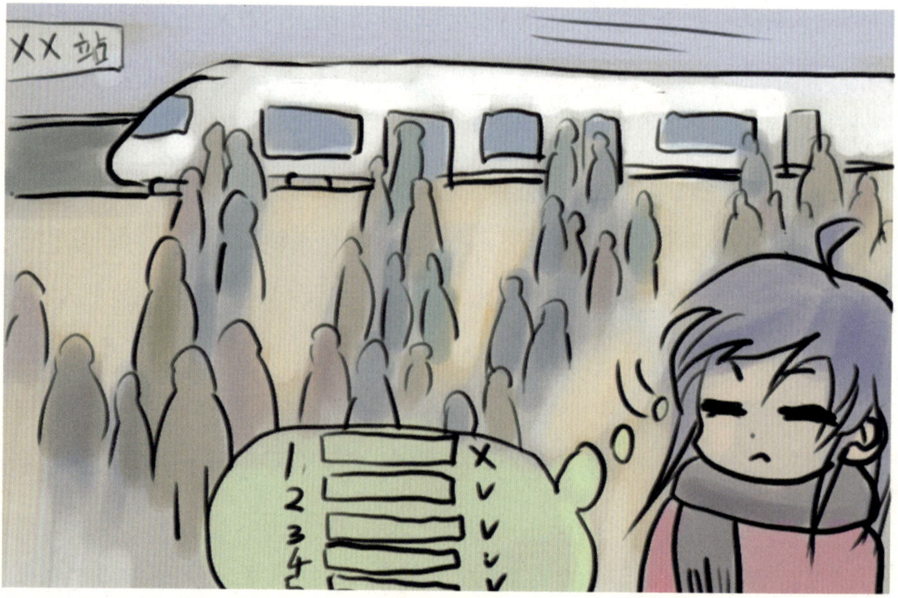

今天是风不和日不丽的一天，却是我人生中值得纪念的伟大的一天。在验孕棒的见证下，一个早就被我定乳名为“贝塔”的小家伙，成功入驻我的肚皮。接下来我将度过我人生中最最奇妙的 9 个月，此后结束我和贝塔爸的二人世界，正式开始这甜蜜的三角生活。

有关要不要马上公开这个秘密，我和贝塔爸的意见极其一致，暂时不要。我是出于迷信的想法，认为宝贝要到 10 周后才可以告诉别人，不然他觉得老妈太不沉稳了，一生气就走掉了怎么办？而在贝塔爸的观念里，秘密说出来就没有了，一个幸福，如果说给一个人，就变成了半个幸福；把幸福默默地种到地里，它慢慢地会分化成好多好多个幸福，有点奇怪的想法。

既不能声张，又想纪念这一时刻，我想出了一个办法：我们拿出了一粒胶囊，倒掉里面的药粉，在一张小纸条上写

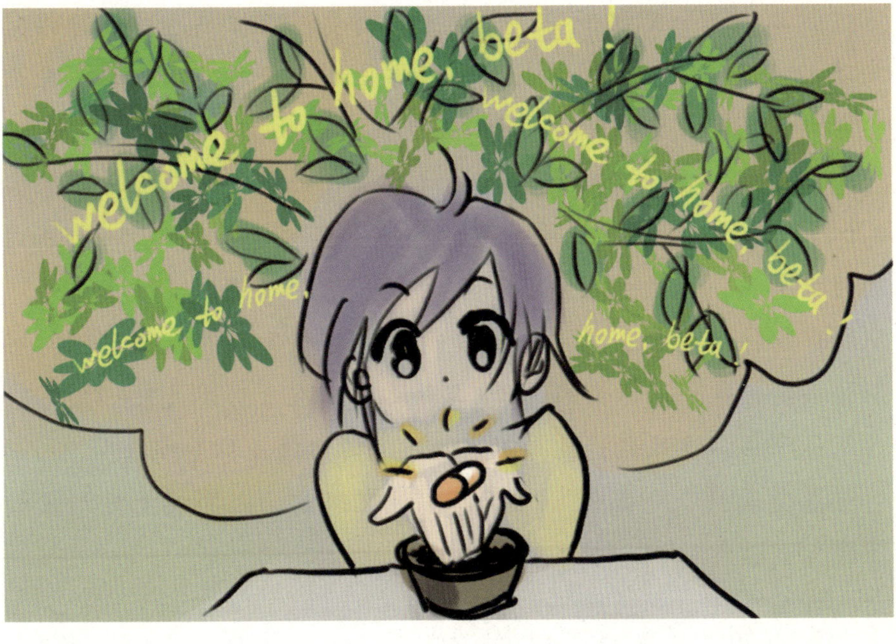
welcome to home, beta!
welcome to home, beta!
welcome to home,
home, beta!

着“欢迎你，贝塔”，再把这张小纸条塞在胶囊中，埋在了家里的花盆下面。我有两层期待，我期待着会像《皇帝长着驴耳朵》那个故事里写的那样，后面这个花盆中长出的每个树叶，都可以发出“欢迎你，贝塔”的奇妙声音。当然这过于童话了，现实中我期望的是，两个月后贝塔满10周后，我可以把这粒微缩的时间胶囊取出，作为贝塔顺利度过胚胎期成为小胎儿的礼物。

拿着这粒微型“时间胶囊”，我向它吹了口气：我神奇的小东西，我们一起开始我们奇妙的旅程吧。

【后记】升级了

得知自己怀孕后，我们多半都会去医院确认一下，虽然验孕棒的准确率非常高(如果怀疑一次测量不准确，一口气尿它十个棒，总不能个个都是假阳性）。但我们还是需要来自于医院和医生的官方验证，这个需要多半是心理上的需要，就像热恋中的情侣需要结婚证证明他们的爱情，也像好学生需要一纸奖状来证明自己的努力。我们需要医生的“金口玉言”证明：我们升级了。

到了诊室，确定升级，医生就会给我们宣布一二三，未来这9个月的生活中，我们需要注意的事项。总结起来就是，我们正式成为大熊猫，需要被世人保护和重视，需小心谨慎，远离火烛。不过现阶段的我们，外界很难发现我们和普通人有什么不同，买条防辐射裙是个很不错的选择。其核心作用在于告诉大家：对不起，我是易碎品，请照顾；就算不照顾，也请勿碰及尽量绕行。

感觉真爽，“高贵”生活好似就在眼前。而事实上呢？我们还得边过边看。

贝塔是一个这样的宝贝

肚皮里面有了贝塔这四周以来，发生了一些奇怪的事儿。

1. 春梦

不是春天的梦，是什么大家应该都清楚。不知道其他孕妈如何，这一周以内我已经做了三次春梦了。说春梦也不尽然，因为梦中只有一群大胸细腰亮臀的美妞在我面前走来走去，走去走来，还不断地搔首弄姿。而后一群美妞们慢慢地靠近我，我向她们伸出手，这时，醒了。每次醒的原因都是，贝塔让我肚子痛。

把这个事情讲给了贝塔爸，贝塔爸总结了三种可能性：

第一种，可能我的骨子里是同性恋或双性恋，怀孕叫我的本性得以释放，所以在梦中才不断地出现来自女人的诱惑。

第二种，贝塔心疼老爹要禁欲9个月，想安排一些节目给老爹，不想自己只能控制得了老妈，就把梦做到了老妈身上，发现安排错人了，及时叫老妈肚子痛停止这一荒唐行为。

第三种，贝塔是个好色的小男孩，每天在防辐射服的环绕下黑乎乎的什么都看不见，只好自己从老妈的大脑库存中调取一些图片满足一下自己对漂亮大姐姐的诉求。

这是贝塔爸的总结陈词：“不管怎么说，这个现象表征着，要么贝塔是对爹真好；要么贝塔是对自己真好；要么贝塔妈咪是个双性恋。”

总之，贝塔是一个从小就知道对爸爸好、对自己好的乖宝贝。

2. 贝塔爸的早孕反应

有一天我问贝塔爸，你有孕期反应吗？人家说30%的孕爸在孕期都有的。贝塔爸想了想告诉我，他有，首先他也尿频，其次他也厌食，再次他也放屁，最后他也拉稀。（这些都是贝塔妈的反应）

为什么男人也会有早孕反应呢，真奇怪。和贝塔爸探讨这个话题，贝塔爸认为是父子连心，他认为这个过程是这样的：贝塔通过心电感应，把他在我肚皮中感受到的妈咪身体的不适传递给爸爸，叫爸爸更加理解妈咪的不易，更加珍惜和疼爱贝塔和妈咪。

于是，又有一条总结是，贝塔是一个知道心疼妈妈、教育爸爸更爱妈妈的好宝贝。

3. 超准的生物钟

每天6点准时拉稀，8点准时犯困，睡到8点22准时再次醒来，中午11点准时恶心，下午2点准时发困，4点20准时恶心，晚上不管几点上床准时在9点30入睡。半夜1点准时起来尿尿，而后马上入睡。半夜3点准时起来尿尿，而后30分钟后才可入睡。

自从肚子里面有了贝塔后，我就每天特别准时地重复上述状况。而从前，我可以一天睡20小时，也可以连续失眠上两天。

这么说来，贝塔又是一个时间点超强的小孩。

4. 奇怪的饮食爱好

西红柿和黄瓜是我怀孕后的新宠，还有馒头。这都是我平时很少吃的。用贝塔姥姥的话说，我如今一天吃的馒头量，抵得上平时一个月吃的。还有一些平时根本不吃的东西，如豆角等，现在也很喜欢。看来妈妈和宝贝的口味还真不一定差不多。贝塔是一个极早就拥有自己饮食喜好的宝贝，一定是个小吃货。

那么说，贝塔是一个天生的小吃货。

5. 超级容易动情

原本就有些小敏感细腻的贝塔妈咪，在升级为孕妇后一发不可收拾。比如昨日在手机上安装了孕期提醒类的APP，这类APP会按天提醒你宝贝当前有多大，当前你有哪些需要注意的事情，等等。这原本是一件很普通的事情，但当我看到软件上面告知我，今天宝贝已经开始长小眼睛、小下巴、小心脏，就要开始有小心跳的时候，那种幸福的泪水忍不住就流了下来。

由此看来，贝塔是个情感细腻的小宝贝。

综上所述，贝塔是一个知道爱自己、爱爸爸爱妈妈的宝贝，一个喜欢爸爸疼爱妈妈、妈妈想着爸爸的宝贝，一个有着时间观念、有着细腻情感的宝贝，一个早早就有自己饮食偏好的吃货宝贝。

贝塔是一个叫爸爸妈妈想起来就觉得心口甜得快要融化的宝贝。

【后记】突如其来的变化

坊间公认，孕晚期和孕早期是整个孕期最难过的时光。但回过头来看（是的，贝塔妈写这篇后记的时候，已经可以回过头来看了），贝塔妈觉得孕早期甚至比孕晚期还要困难得多。这不是说孕早期有多么复杂多么难以应对的检查，事实上，孕中期的唐筛与糖耐受、大排畸测试，孕晚期早产风险测试、胎心监控，都比孕早期的检查熬人的多。在我看来，孕早期的困难在于变化的突如其来。

这个变化迅速地叫你措手不及，哪怕你是做好了充分的心理准备、计划得来的宝宝，你也可能一瞬间无法应付身体上发生的巨大变化。你的身体突然重要到连自己都无法完全掌控它的程度，这个无法完全掌控是说，你的身体不再单单是你的身体，而是孩他爸的育儿箱，孩他奶的婴儿车，你虽然还是你，但你却无法完全掌控你。不管原来的作息如何，你从现在起，要早睡早起；不管原来的饮食习惯如何，你现在要多吃蔬菜并适当吃水果和肉类；不管你原来的脾气如何，你现在要尽量平和，不能和人动气。总之，别说现在的日子从前根本没想过，现在的自己都突然变得不被自己认识了。

但，这又有什么办法呢？

那种叫做黄体酮的激素

那种叫做黄体酮，又称孕酮的激素，我想此时此刻正折磨着包括我在内的无数准妈咪。

从我第一次到医院去官方认证贝塔的存在时，黄体酮就像个阴魂一样陪伴在我身边。

怀孕23天的时候第一次去医院，也就是计划内房事后的第九天，我跑到医院抽了血（真够心急的）。抽血检查了HCG、雌激素、孕酮（有的医院不检查雌激素）。HCG大于标准值，雌激素大于标准值，黄体酮显示还处于卵泡期（17.8，大单位，卵泡期的标准值是8–21）。医生说孕酮较低，但不算最低，回去养养，下周再来。

乖乖地回去养了一周，期间通过百度搜索得知很多孕妇孕酮都没多高，于是没放在心上。一周后去复查，这回完了，验血结果出来（孕酮14.4，大单位），医生直接掏出了假条，大笔一挥，两周，全休，卧床，打针，吃药，不许动！

着实吓得不轻，问医生不打针不吃药不卧床会如何，医生说后果她不可控（意思是贝塔随时可能被我在各种排泄的时候拉出去）。不过我现在才怀孕一个月，还不能确定宫内宫外，所以是否应该打针吃药保胎还不确定。最坏的情况就是，宫外孕的情况下进行了保胎，也会出现严重的后果（意思是如果是宫外贝塔长的太好，它寄身的输卵管会爆掉而只能切除）。所以姑且先用着药，出现不适随时就诊。

这是要我在输卵管和贝塔之间选一个啊，我愿意选择贝塔，但用药会不会对贝塔的健康有影响？在贝塔的健康和强行保住贝塔之间，我还是愿意选择贝塔的健康。医生告诉我，如果贝塔是男宝宝，孕酮过量补充对他会有一定影响，所以，自己拿主意。

突然发现中庸之道真的是个好东西，凡事折中。之前我最鄙视这个中庸，以贝塔爸为例，摊上有20、15、10元的提子，他必然买那个15的，不会买贵，也不会很差。而对于我来说，没有钱非要吃，我就买10元的随便吃吃好了，有钱的话，就买20的，15元都花了还在乎多5元吗，要么好要么坏，为什么要不温不火。这是我们性格上的差异，他嫌我过于棱角分明，我嫌他过于温和中庸。而现在，在贝塔的问题上，我们竟然难得地达成了一致，不用药，担心贝塔长不好，用药，担心对贝塔的健康有影响（据说有部分男宝宝因为妈咪孕期补充了孕酮，导致尿路下裂），那就自行药量减半吧。

领了一周的药回去打，一周后再来抽血复查，也就是怀孕第五周，这次16.5，自我感觉还不错，医生没说什么，说继续打针吃药，一周后再来抽。其实这次的数值我是基本满意的，原因是有天晚上做梦梦见贝塔告诉我：妈妈我不需要那么多黄体酮，我和别的小孩不一样，我有15就够了。告诉贝塔爸，他也相信我的梦（其实他应该是在担心贝塔的健康），于是我们又偷偷地停了口服药，仅仅打半剂量的针。

一周后再去查，这回完了，13.3，数值大跌。医生大骂，你是医生我是医生，你不信任我为何找我看，你到底要怎么样，你是不在乎么，你不在乎为何周周来抽血，那么多人都遵医嘱，你是怎么回事……

好吧，打针、吃药、乖乖的。又一周过去了，贝塔七周了，应该可以看到胎心胎芽了，怀着紧张忐忑的心情去抽血。抽血结果显示孕酮 23.7，这次被医生表扬了，说准备明天来做 B 超吧，B 超结果好，我们会考虑给你减药的。

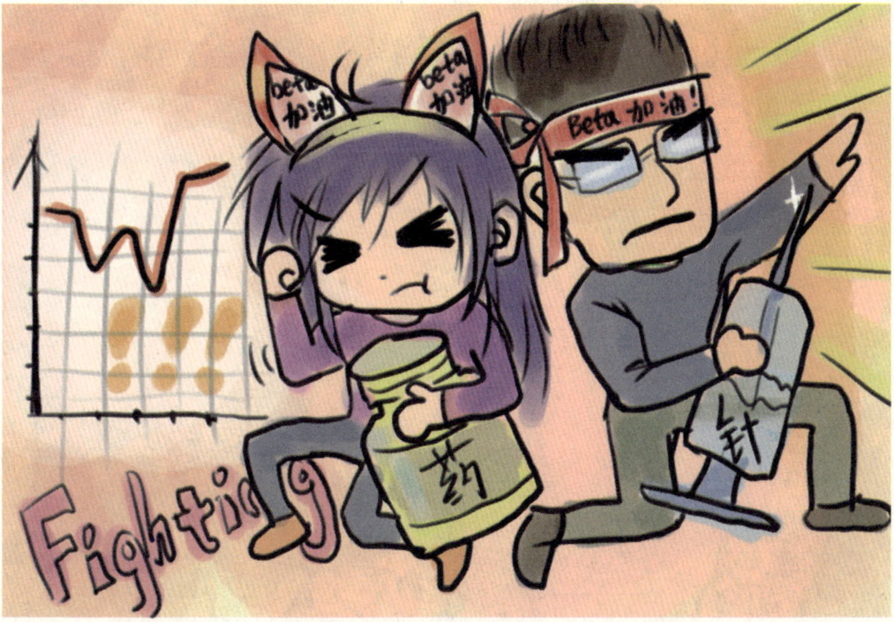

转眼到了第二天，贝塔已经在第八周的路上行走他的第一天了。一大早到了医院，排上做 B 超的号，第十号，焦急地坐在那里等着。等待做 B 超和等待抽血结果的心情是完全不一样的：等待抽血结果，就像笔试后等待出成绩，虽然担心，但已经考完了；而等着做 B 超，就像你在等待一场很重要的面试，看见你前面的人一个个地进考场，那种盼望早点轮到自己、又担心到了自己（自己表现不好）的心情真煎熬。

终于到了第九号，第八号进去的时候，八号老公就开始坐立不安，全程守在 B 超室的门口，踱来踱去，脸色凝重。八号出来了，和她老公仅说了一句话，那个一米八高、至少二百斤重的壮小伙，就开始傻乐，边乐还边擦眼睛。我想他们或许有艰难的过去，或许经历过胎停、空囊等不幸，所以才会如此激动，激动到大男人热泪盈眶。

到我了，B 超医生很温和，问了孕几周、平时反应如何等问题，然后专心地盯着屏幕。我鼓起勇气，小心翼翼地问她："医生，有胎心胎芽吗？"感谢那个慈眉善目的女医生，一秒钟停留都没有的回答我："有啊，胎芽都一厘米了呢，小家伙有黄豆大小了。"那一刻我突然理解刚刚八号老公的反应，他的喜极而泣不一定是因为来之不易，巨大的欣喜依旧会带来激动的泪花。因为从这一刻，你才真真正正地可以证实，你真正地拥有了一个属于你的宝贝，他开始有苗不愁长了。

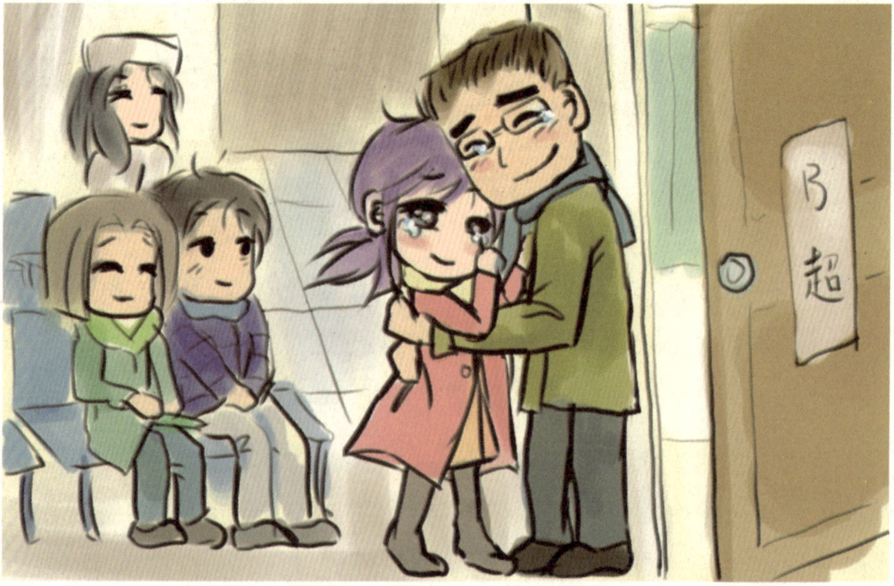

出了B超的门，发现贝塔爸在门口重复刚刚八号老公的动作，看见我出来，直接夺走我手中的B超单，刚刚八号老公的那种傻呵呵的表情，爬上了他的脸。我偷偷地瞄向周围的男家属，发现有那么一两个密切注视着贝塔爸的神情，我想他们应该也有人和我刚刚一样，以为我们是风雨后见彩虹，向我们报以同情兼祝福。但我相信他们在不久之后就会明白，这种喜悦，不一定非要来源于失而复得。

B超过后，依旧抽血查孕酮，但我已经走在减少药量的路上了。我要向所有孕早期孕酮低的妈咪及宝贝致敬，向所有长出胎心胎芽的宝贝们致敬，向所有守在B超室门外的爸爸们致敬。

【后记】你知道的太多了

有时候无知是福气，早在三十年前，怀孕后的一般流程是这样的：过了月经周期，去医院看妇科，“有准生证么？”“有介绍信么？（这个是我想象的，也许三十年前已经不需要介绍信这东西了）”各种手续齐全后开始验尿，尿检HCG阳性，妥了，回去休息吧。肚子大了的时候再来照一个B超，该吃吃该喝喝，一个孕期做的检查，一个手都能数过来。

那时候没有网络，没有那么多的科普教材，孕妇对于怀孕的认知，也仅限于代代的口口相传。不知道什么是HCG，什么是孕酮和雌激素，什么是胎心胎芽，孕妇们的孕期过得比现在放松、宽心的多。

现在的我们，不仅不缺少面对困难的勇气，甚至还多了些“没有困难也要制造困难”的劲头。这到底是不是源于我们知道太多？我不知道，你说呢？

早孕反应

怀孕四周起，贝塔爸就坚持在每天问我："恶心吗？"吃饭的时候问，刷牙的时候问，坐马桶的时候问，看电视的时候问，拿着水果发呆的时候问，皱眉头的时候问，无聊自己挤眉弄眼的时候问。

自从穿上防辐射服，每天在办公室招摇过市的那时候起，也天天有女同事、女上级以及年轻奶爸安慰我："现在是最难受的时候，吃不下也要吃，吐了再吃，熬过这一段就好了。"

后来知道我怀孕的亲朋好友越来越多，每天都有来自不同人的不同问候，每个人的问候问题都是这样，多久了？反应大吗？

我不好意思和人家说，我最大的反应就是胸部的猛增，真是猛增啊。从前那些在导购小姐欺骗下买的一直闲置在家的C罩杯内衣（导购小姐给你试衣的时候可以把肚皮、后背上的肉都抠到胸前，可是回家后你再也挤不出来这种效果），现在不仅派上用场了，还略略显小呢！

而号称孕妇界第一大反映的孕吐，还真未见其庐山真面目。被问的多了，我渐渐地觉得这是不应该的，没有孕吐反应的孕妇，就好比没有黑眼圈的老师（熬夜批改作业）、没有累及身体的公仆、没有病倒在一线上的白衣天使，是得不到“劳模”称号的。

盼望着，盼望着，孕吐的脚步终于近了。从孕五周起，我也终于开始有这种迹象了，终于对得起来自祖国各地的关怀了。原来孕吐和我想象中的感觉是不一样的，这不仅仅是吐，还伴有时刻挥之不散的恶心感。这恶心感就那么 24 小时地存在着，好像发誓要和你共存亡一样，不管你是坐着、站着、趴着，它就那样塞在胸口以下、小腹以上的全部腹腔，一副“我就这样，你来打我呀，你又打不到”的欠揍样子。

孕吐不是总吐，而是总吐不出来。恶心又吐不出来，于是也就吃不下，不想吃。所以自孕吐来临之日起，我也只好根据孕吐的喜好来修正自己的口味。孕吐就像是我任性的女朋友，而我就像是它老实巴交而又无可奈何的男朋友，只能听从它的安排，若不然就永无宁日。

孕吐的口味和我一点也不一样。首先，我喜欢的甜点它一点也不喜欢，所以现在我也只能一口不碰；其次，我从前一口不吃的一些东西，托孕吐这姑娘的福，现在竟然很喜欢。再次，孕吐真是个执着的姑娘，在它的带领下，我们一起专宠某几种食物到发狂的地步（排名不分前后）：黄瓜、豆角、馒头、面条。

除了食物，孕吐也调整着我其他的生活节奏，比如便便。我会在每天早上准时拉稀。每天早上坐在马桶上，我都会向正在厨房煮面条的贝塔爸隔空喊话汇报我的便便状态：全水状、疙瘩汤状（表征着一个固液混合的比例）、黑芝麻糊状、藕粉状。然后出来吃我每天胃口最好的一顿饭：白煮面。贝塔爸自此每早都不吃早饭，也许是看见他的芝麻糊就会想起我的便便。

我们常见这样的夫妻俩，一方很刁蛮任性，一方温文谦和。一方总是在忍让着另一方，外人看来总是替忍让的一方鸣不平，问其为什么不离婚，得到的回答往往是离不掉，离得掉就好了。

不好意思，我不是在说我和贝塔爸，我是在说我和孕吐。这个离不掉，估计有两层含义，一层是，刁蛮的一方真的不肯走掉；另一层是，相处久了，不刁蛮的一方也真离不开另一方（就是这么贱）。所以当有一天，孕吐悄悄走了的时候，我感受到的只有万般的不适与紧张。

孕七周的某一天，我所有的孕期反应就这样戛然而止了。它就这样悄悄地走了，正如它悄悄地来。就在某一个普通的不能再普通的午后，吃过面条的我坐等那阵熟悉的恶心感，可是好奇怪，这阵恶心左等不来右等也不来，而我却渐渐地哪哪儿都舒服了起来，胃不疼了，不胀气了，不放屁了，不拉稀了，不迷恋黄瓜、面条了，要命的是，胸也小回去了。

这按说是高兴的事情，可我却高兴不起来。和孕吐相处了三四周，我们已经培育起了浓厚的感情，更主要的是，在我看来，它几乎代表着贝塔在我肚子里的健康情况。现在它突然走了，叫我好担心，是不是贝塔不高兴天天吃面条要去别人家做小孩了。

和贝塔爸汇报这一情况，贝塔爸不以为然，说这一定是贝塔吃腻了面条，叫你给自己换换口味。我说为啥胸也会小回去呢，贝塔爸更不以为然，说贝塔是乖宝，从小就知道给爸爸省钱，胸再长你就要去买以后永远用不上的大罩杯内衣（是说生出贝塔后胸小回去就再也穿不了了），贝塔舍不得浪费这个钱，还不如买成肉肉给贝塔吃。

不管贝塔爸怎么说，我还是担心。担心这种情绪，就和饿这种感受类似，不是靠价值观在心中和自己默念无数次“我不饿（或我不担心）”就会战胜得了的，而需要实体的排解渠道，就像饿了需要吃。每个孕妇都会找到一个或多个小组织，可能是现实中也可能是网上，我也是。在我的一个孕妈群里，一个和我差不多日子的孕妈告诉我，早孕反应消失是胎停的前兆，不能掉以轻心。吓得我赶紧上网查询，发现果然很多孕妈出现过我这种情况，有些几天后症状回来了，有些则症状永远消失了，症状消失的孕妈中还真有一部分真的胎停了。

数一数我已经失去早孕反应 4 天了，就和女朋友生气耍脾气一样，你得及时去哄，哄晚了就真的跑了，他跑了不要紧，贝塔小朋友觉得我不关心他也真的跑了，那就坏事了，不行，我得马上去验血。

可真是难熬的一下午啊，排在我前面的两个号，一个孕妈 B 超没有胎心， 一个孕妈 B 超检查显示孕囊为空囊，就是孕囊里面没有宝贝只有一个空壳子，好担心啊好担心。到我了，告诉医生我早孕反应消失了要抽血，医生爽快地开了验血单，经过一小时的等待，结果出来了，宝贝还好好的，HCG 大幅上涨，一直不争气的孕酮也有上升的趋势。把这一好结果告诉贝塔爸，贝塔爸总结说：“贝塔真是个小淘气。”

说来也怪，验完血的当晚，一切症状就又回来了，偏爱面条黄瓜、打嗝放屁、大便芝麻糊状、胸部异常肿大。

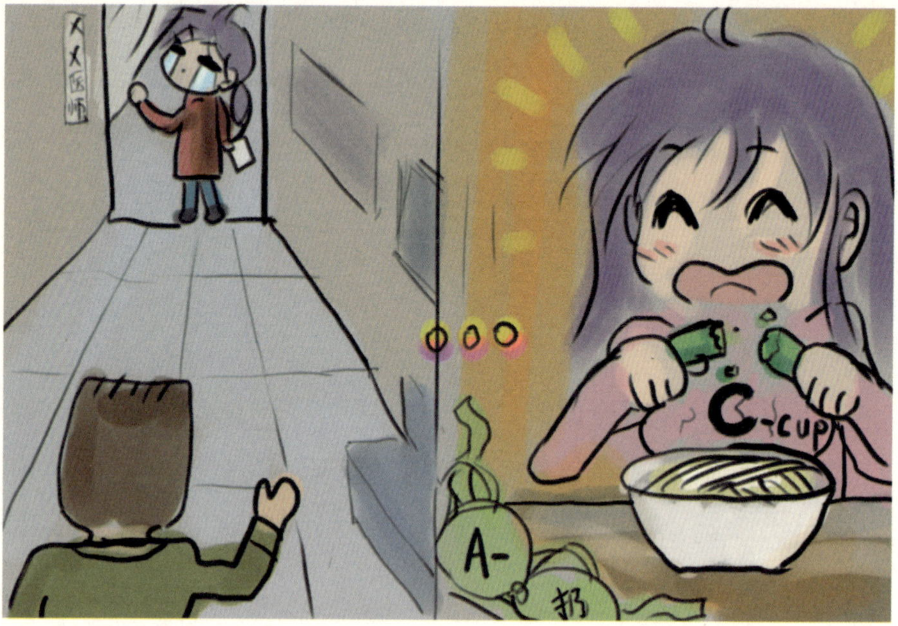

【后记】早孕反应，这一把双刃剑

早孕反应是把双刃剑，很长一段时间，我们都要和它共处。一方面，它极尽全力地折腾着我们，叫我们食不知味，寝不能安；另一方面，它的存在，也表征着我们的小宝贝的健康。

孕吐实在是个难受的事儿，多吃一些干的东西，如饼干、馒头片等，可以一定程度地抑制孕吐。如果吐的厉害，吃不下东西，也不必特别恐慌，因为孕早期并不需要太多的营养。在口味上可以尽量选择自己喜欢的东西，即使每餐只能吃一点点也没关系，可以少吃多餐。

早孕反应因人而异，反应不大或反映时断时续，都是正常的情况。孕吐结束的时间点也各有不同，有人满三个月就不再恶心了，而有些人，如贝塔妈，甚至反应到了孕 18 周。

看来每个人的孕吐都是个有个性的女朋友，只能各自琢磨各自磨合。

男宝贝女宝贝

确认贝塔正式住到我的肚皮中后，总有人问我："你想要男宝贝还是女宝贝呀？"我答暂时还没想过这个问题，人家便认为我缺少诚意，并开始试探我："多吃苹果，以后你闺女的皮肤会很白很嫩。"或者指着路上的漂亮小小妞说："看，这小姑娘多好看，以后你女儿也会那么漂亮。"我对他们说这话时偷偷观察我神色的小动作视而不见，对这些好话照单全收。

在生儿生女这个问题上，孕妈们总是很被动，因为总有大批量的"和你只有半毛钱关系的""和你半毛钱关系都没有的"的人们，前仆后继地来问你："想要男孩想要女孩？"在他们的预期中，只有"男孩"这一个答案是可接受的。如果你说，我不介意男女，听者觉得你没诚意；如果你说，我想要女孩，估计在听者眼里，你就是在装清高。

但这似乎没有办法，中国几千年的传统文化决定着，在我广阔神州大地上，每年、每月、每天甚至每时每分每秒，都有数量不小的孕妇斗争在一块无形的战场上，这块战场叫做：生儿子。你可以高姿态地告诉世人，我的小世界里，没有人会因生男生女指责我或我的肚皮。但这样的你可能会被世人抛来一抹鄙弃的微笑，如果这抹微笑可以命名，那么我想应该叫：“叫你装。”

在医院的候诊室里，你总是可以看到处于各个阶段的孕妈们，也总是听她们在用各种方式预测宝宝的性别。说是预测，也只是事后猜测罢了。肚子里的小宝宝正举着他的小鸡鸡，或晃着她的小蛮腰，听妈妈们在这其一其二其三地分析。各个阶段有各个阶段的推测方法：早在备孕阶段，就有著名的清宫表，甚至还有饮食疗法；孕早期，有胎囊的尺寸形状与生男生女的关系；孕中期，有唐筛的某两个结果之间的比值与生男生女的关系；孕晚期，更是有 B 超中的某些数据作为分析的佐证。

讨论大军中不乏只是好奇性别的妈妈，就如我，虽然是在孕早期，但也开始很好奇这个事情了，和好奇贝塔长成什么样一样好奇。但也有不少妈妈，是迫于压力，迫于“有义务”为婆家生一个孙子的压力。

我很庆幸我没有承受后者的压力，但我依旧没有勇气对询问者们报以微笑，平静地告诉大家我不关心，一方面是我不好意思冒天下之大不韪，另一方面，也是我其实并不知晓贝塔爸的想法，于是我决定和贝塔爸好好聊聊这个话题。

我：“你喜欢男宝还是女宝？”

贝塔爸：“都喜欢，只要确定是我的我就都喜欢。”

我：“……”（汗到无语）

贝塔爸：“怎么想起问这个？”

我：“单位里面天天有同事问我这个问题，我答不出好像就是很虚伪的样子。我好想知道宝贝到底是男是女，这样我就可以按照真实性别告诉他们我的喜好，免得生出来和喜好的性别不一致，他们又一顿察言观色。”

贝塔爸：“前两天不是做了B超，B超上面有孕囊的大小，网络上不是经常有根据前八周的孕囊形状判断宝贝性别的帖子吗，翻出来研究一下呗。”

于是贝塔爸就对着网上的教程学习起来，总结一下大致分为如下三个情况：孕囊大小参数为 a×b×c（自行将孕囊三个数字按照大小排列，即 a>b>c），若 a 近似等于 b，a、b 远大于 c（为 c 的一倍及其以上），则是男宝；若 a−b 近似等于 b−c，则是女宝；若 a 与 b 有差额但差额明显小于 b 与 c 的差额，男女不确定，但男宝可能性比较大。但这明显有分支没有被覆盖，如 b、c 很接近，远小于 a 的情况就没有覆盖到。贝塔恰好属于这分支不覆盖的情况。

我继续盘问贝塔爸：“你到底是喜欢男宝还是女宝？”

贝塔爸：“都喜欢，只是男宝可以打屁股，女宝不能，怪可惜的，当回爹都没打过孩子屁股，挺遗憾。”

我：“只是因为不能打屁股遗憾？”

贝塔爸：“是的。我知道你的意思，我明确地告诉你，我没有重男轻女的想法。我如实地说，我不保证我的父母没有，但我保证我不会让他们的这些成见挤压到你和贝塔的生存空间。我够有诚意么？”

女人就是经不住两句好话，本是很严肃的一场谈话，就这样被贝塔爸三言两语收买了。后面的谈话趋于欢乐了起来。

我：“那这样好了，我们就当贝塔是个女孩子来做心理建设吧。”

贝塔爸：“你要心里建设啥？建设以后家里有个如花似玉的大姑娘，自己越长越老怎么面对她？”

我：“不是，我要建设一下，如何做好一个俯首甘为孺子牛的丈母娘；如何做好一个不溺爱孩子的姥姥；如何帮闺女处理好中年感情危机问题。”

贝塔爸：“……”（估计是汗到无语。）

我：“我之前建设过如何当一个和儿媳斗智斗勇的婆婆，比如儿子带回来女朋友，小丫头挑衅地和我说：‘阿姨，您看见我心里是不是酸酸的呀？’我就说：‘唉，孩子，你不知道啊，阿姨都习惯了，从他十五岁起，就见天地往回带小闺女，阿姨都麻木了。’现在建设做一个丈母娘，我就不能这么刁钻，比如女儿带男朋友来家，和我说：‘阿姨我帮你烧饭吧。’我要和他说：‘不用你，在阿姨这里你们都是孩子，阿姨都疼，不过离了阿姨这里，阿姨希望你把我们贝塔当孩子疼。’”

贝塔爸：“你怎么知道你有闺女就会做丈母娘，如果宝

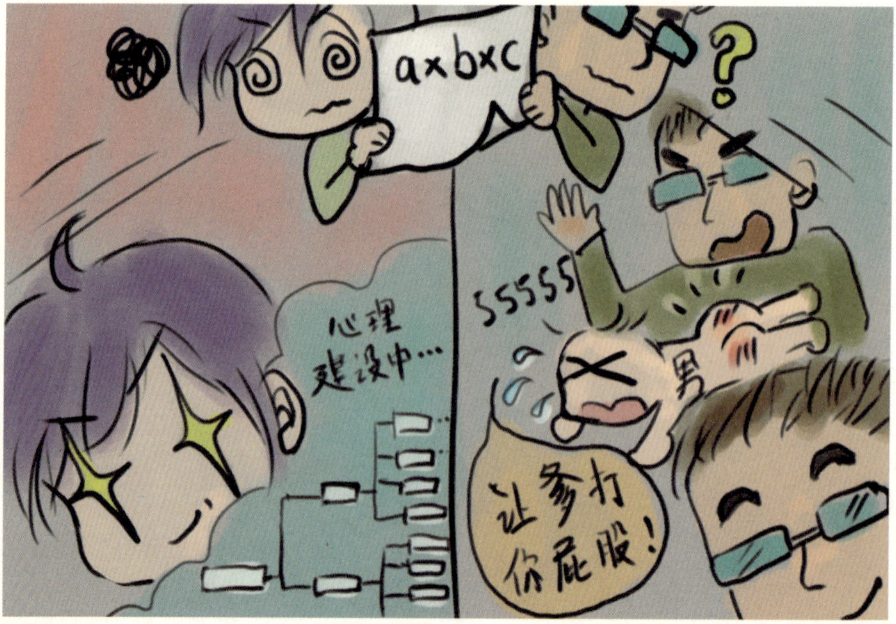

贝喜欢独身呢。”

我：“是啊，所以我要假设宝贝的性别而后专项建设，不然我要建设如何做婆婆、做丈母娘，或者做一个独身老男人或独身老女人的老老妈。”

【后记】这些坊间流传

贝塔其实是男宝，虽然孕前的清宫表说贝塔是个女宝，孕早期的孕囊辨别法说分析不出贝塔的性别，孕中期的唐筛结果说贝塔是个女宝，但孕晚期的B超和生下来的真身说明贝塔是个男宝。

贝塔妈的实践经验表明，坊间流传的那些辨别男宝女宝的方法，或许从统计学角度来说，是有一定的道理的。但我们都知道，概率这种事，是处理大数据的有效武器，具体到每个个体上，它并不奏效。因为即使你的现象属于这种情况的概率高达90%，那么你很可能就是那另外的10%。

所以我说，如果我们幸运地没有担负务必要给夫家弄块璋（弄璋之喜）的重任，那么针对宝宝的性别，我们就偷偷地在心里好奇好奇得了，费劲巴拉地东算西算，结果可信度可能并不高。起码你依照自己推算的结果给宝贝添置玩具或衣服，很有可能会买错。

而假如我们的老公和婆家很希望我们能够生一个男孩，我的想法是，从怀孕的那天起就告诉他们，肚子里面有个女娃，这样有助于他们提前做好心理建设。如果碰巧是男孩，他们再惊喜也不迟。

女人不易

朋友静和我说她怀孕了，情理之中（已婚），计划之外。

她和我说这个消息的时候，我能感受到一大股强烈的愤恨之情充满着她，作为一个兼事业有成女汉子型和文艺浪漫小清新于一体的她，需要的是升职加薪、花前月下以及永葆青春，这里面没有哪一点可以容下一个孩子。

静说，坐在医院妇产科的候诊大厅，看着身边来来往往的一个个大肚子或即将隆起的大肚子，有种深深的沮丧感。她们各个看起来理直气壮、神采飞扬，头上顶着一圈圣母光环，身边陪伴的丈夫和肚子里面的小生命组成了她们的完美小世界。而只有她，紧锁眉头，唉声叹气，甚至眼露凶光。

当然，她也不敢擅自打胎，曾听人家说，每天，有多少人出现在流产手术台上，就有多少人出现在不孕不育诊室里。当然这里说的仅仅是个数据规模，并不是说前者在若干时日后一定会出现在后者。这个东西多半有些"命里注定"的意思，这些人流掉一个就再也怀不上，而有些人一年打掉几个还是照生不误，甚至还总结出了自己的理论："子宫这种人体配件，应也遵循用进废退原则，多用才会越用越好用。"既然人与人的个体差异这么大，未来没有发生的事情，谁也不知道落在自己身上到底会怎么样。

洁是我和静共同的朋友，她听静讲这个事情的时候，和静一样满眼凶光。不是出于对静的“自作孽不可活”的恨铁不成钢，不是出于对静肚子里面小生命的同情，更不是出于对静老公“不计后果”行为的憎恶，而是因为，洁备孕两年，至今未果。

洁说，为什么有人“求不得”，而有人又“不得不”？备孕两年，从最初的充满斗志，到现在的灰心丧气，从最初的情绪激昂，到现在的心情沉闷，洁说她的备孕路不可谓不辛苦。备孕路上充满了那么多的新情况与新名词，小到妇科炎症，大到输卵管粘连；小到内分泌失调，大到排卵异常。就像西天取经路上的妖怪，打了这个还有那个，无穷无尽。

洁说，她已经很久没有计划外房事了，因为计划内房事已经使人筋疲力尽。这两年里，她积极学习不断进步，从理论到实际，从实践方法到心里鸡汤，她说自己几乎可以抵得上半个妇产科大夫、半个心理医生，甚至半个人体学专家。

听洁细细数来，这备孕路上的不可控因素还真是多。首先是排卵，卵大了，大于 2×2cm 的标准尺寸了，就不肯按时掉下来；而卵小了，不肯长成熟了，又会缺少活力；卵过生，没有长到时候就掉了（月经周期过短），不能用；而卵太熟，长老了才掉下来或者根本不肯掉（月经周期过长），则也不能用。更别说那种根本不排卵的情况了。排了卵就万事大吉么？这只是第一步，接下来输卵管要通畅，卵子要顺顺利利地到达正常的受精部位；宫颈口要通畅，精子也要顺顺利利地到达受精部位。而后精子要身体强健，卵子要正当妙龄，两个还要顺利相爱，彼此看对眼，这时候才会有受精卵形成。

注意，这时候只是受精卵，他不是小宝，他要成为正常的小宝，得把自己埋在子宫里，早不行晚也不行。早了，还没到宫腔就着床，就形成了可怕的宫外孕；晚了，再把自己埋进去的时候还没有埋，就形成了“生化”。

洁说这些的时候是平静却失落的。“环节这么多，我怎么知道是哪里出了问题？”她无奈地说。我不知道我该如何安慰她，备孕两个月就万幸高中的我，说什么都显得那么苍白无力。静和洁谁更不幸，是求之不得的不幸，还是不请自来更甚？我说不清。

我也想和她说顺其自然，这自然，听起来有两层味道，一层是不心急，这多少有点“事不关已”的味道；另一层是自然造，当今社会，我们太崇尚自然造了。就娃娃这个事儿，刚刚有孕，就拼了命地为“顺产”“母乳”积累方法论，我也是。人人认为母乳比奶粉好，顺产比剖腹产好，而备孕阶段，自然是自己怀的比人工授精或试管婴儿好。这到底是正常的愿望还是固执的贪念？

我也想和她说贵在坚持，可这听起来也多少有种“嘲讽+幸灾乐祸”的口气。贵在坚持这几个字，说着轻巧，年深日久下来，你就肯定做得到？

虽说没有不下蛋的母鸡，但这下蛋路上的辛苦，岂是我一句两句话、一篇两篇文能说的清楚的？所谓冷暖与辛苦自知，女人要向天下所有的女人致敬。

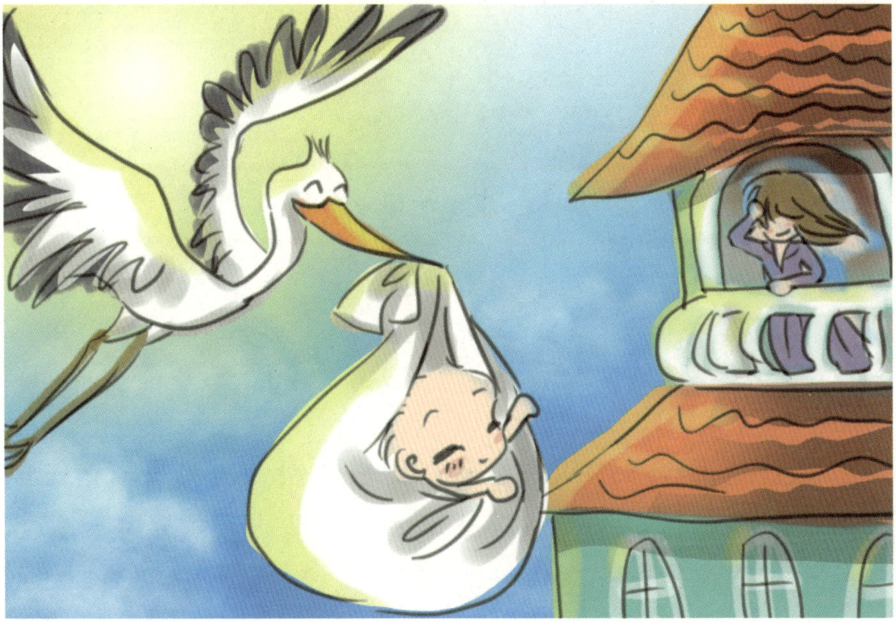

【后记】后来

当我为这篇文写后记的时候，洁已怀孕4个月，孕早期不见红、不腹痛、早孕反应得当到位（既赢得老公的心疼，又不影响正常进食和休息），一切良好。

洁说，她本来已基本放弃，计划“顺其自然”几年后，到了实在非要生一个孩子不可的年纪，再考虑试管婴儿或者领养一个。但放松了心情后，竟然很快地有了。

静最后没有舍得打掉那个孩子，决定为了母性暂时牺牲一下“自我”和“事业”。

看起来皆大欢喜，我却略略有些哀伤，不为别的，还是觉得女人不易。

真实版本的贝塔爸

随着越来越多的贝塔叔叔、贝塔阿姨表达对贝塔爸的风趣幽默的赞赏，贝塔爸爸深感不安，他要求我实话实说，要我单启一篇向贝塔介绍自己爸爸“真实”的“模样”。

好吧，贝塔，我们来聊聊没有被妈妈“演绎”过的爸爸。

作为地道的理工男，贝塔爸在贝塔妈孕初期做春梦、被贝塔喊醒的时候，不会分析贝塔妈可能出现的心理原因，他只会说“贝塔真疼老爸，从小就知道护着老爸不叫老妈心猿意马”；贝塔爸也不会在和贝塔妈讨论贝塔是男宝女宝的时候做那么多的未来假想，他只会说“男宝女宝都喜欢，特别喜欢，只是女宝估计跟我更好，我担心到时你会吃醋”；贝塔爸更不会在贝塔妈向他描述便便形态的时候用芝麻糊之类的字眼就影响他的食欲，他甚至还会主动要求在马桶中亲自察看。

总之，之前的日记中，贝塔妈和贝塔爸之间的对话，贝塔爸那些略带调侃的语言，多半都是经过贝塔妈的“演绎”和“编撰”。

贝塔小朋友，现实中的爸爸是这样的：

为了不影响妈妈的睡眠（怀孕后总是失眠，身边有人呼吸都会觉得吵），爸爸一直一个人睡在另一个房间的地台上，大冬天的只有褥子没有床垫的地台上。

妈妈每晚起夜多次，爸爸总是在妈妈下床开灯的一刻惊醒，大叫着提醒妈妈要开取暖灯、不要冷到、躺回去的时候盖好被子，爸爸睡觉的房间和妈妈睡觉的房间中间隔着一个饭厅，天知道爸爸是怎么永远做到第一时间醒过来的。

每晚睡前，爸爸都在妈妈的床头放上一杯牛奶和一杯开水，打开加湿器，在床边放好一条妈妈一伸手就可以拉到的被子，保证妈妈睡觉的时候不会被渴到、被饿到、被冷到、被干燥的空气闷到。

妈妈每次出现拉肚子、肚子酸痛等各种情况，担心地问爸爸"你说贝塔好着呢吗"，爸爸每次都无比慈爱地看着贝塔的小房间说"贝塔乖呢，比他妈妈乖多了，贝塔最厉害了，所以贝塔妈妈要宽心，这样贝塔才开心"。

爸爸天天督促妈妈写写写，说要把孕期的一点一滴记录下来，未来送给贝塔作礼物，妈妈总是偷懒，或者说今天累了，或者说今天没感觉，或者说你为什么不写，爸爸每次咬牙切齿恨铁不成钢地说："我也一肚子话呢，只是嘴巴笨说不出，不然才不麻烦你。"

贝塔，把自己评价为闷骚理工男的爸爸，他的情感远比他表达的要深沉，他做的远比他说的要多。

去年和前年冬天，爸爸和妈妈一直迷恋着玩一种"关灯"的游戏。那时候爸爸刚买了一件新的羽绒服，帽子大小和妈妈羽绒服的帽子大小刚好吻合，爸爸如果带上帽子，妈妈也带上帽子、把爸爸妈妈帽子的边对在一起，正好严丝合缝，看不见外面的任何光亮。妈妈称之为"关灯"。每次在等公交车的时候，妈妈总是要求“关灯”一下，两个头对在一起，一下子黑乎乎的，妈妈总是会开心地大笑，爸爸每次都宠溺地说“这孩子”，然后黑暗中亲亲妈妈。这个游戏，我们玩了整整两年冬天。今年妈妈问爸爸“关灯好玩吗”，爸爸说“关灯不好玩，关灯的时候你哈哈大笑很好玩”。

一般情况下，爸爸总是比妈妈晚下班，偶尔爸爸比妈妈早到家了，他就会在地铁口等妈妈，有时是15分钟，有时是半个小时。有的时候，他会装作自己今天下班晚的样子，但突然出现在地铁口，如果前几天妈妈叨叨过的话，可能手里还会拿着一束花。其实爸爸的逻辑中，在离家门口5分钟路程远的地方傻等着半小时，是很浪费时间的行为。但妈妈喜欢腻着人，喜欢人陪，爸爸一边说“天知道一起走这5分钟有什么好，还不如我先回去做饭”，一边几乎每次早下班都在地铁口等。

爸爸一次都没有当面称呼妈妈为“老婆”“亲爱的”“甜心”等字眼。有了贝塔，妈妈天天说宝贝长宝贝短，有时和爸爸进行这样无聊的对话：“我们家有几个宝贝呀？”“两个，一个大宝贝，一个小宝贝，小宝贝在大宝贝肚子里。”

生活上，家里的事情，爸爸洗衣服，爸爸拖地，爸爸做饭，爸爸倒垃圾，爸爸买菜，爸爸办一切跑腿的事儿。妈妈负责的，仅仅是几个月收拾一次房间，还会在收拾的过程中把爸爸支使的团团转。妈妈很早就认识到自己的没用，和爸爸说：“人家老说鱼和香菜，我看我们家你就是鱼，我就是那个没用的配料香菜。”

在前面的“演绎版”中，妈妈会假想爸爸这样说：“瞎说，贝塔妈妈是小炒黄牛肉，看起来五颜六色，吃起来味道丰富，只是里面的肉少了一点，不饱，不果腹。不过没关系啊，我是那个酱焖肘子，又香又有肉，管饱吃饱。没关系，你来做的色香味好了，我来做我的鲜嫩肥。”而现实中，爸爸只会慈爱地故作呵斥：“瞎说，贝塔妈妈厉害着呢，最有用了，不许瞎说。”

妈妈不知道这么早的“揭发”爸爸是否合适，接下来的文中，妈妈依旧会用那样的口吻、那样的表述来记录发生在我们仨身上的故事，用妈妈的笔帮爸爸说出他想说的话，勾绘出他心中的五颜六色。

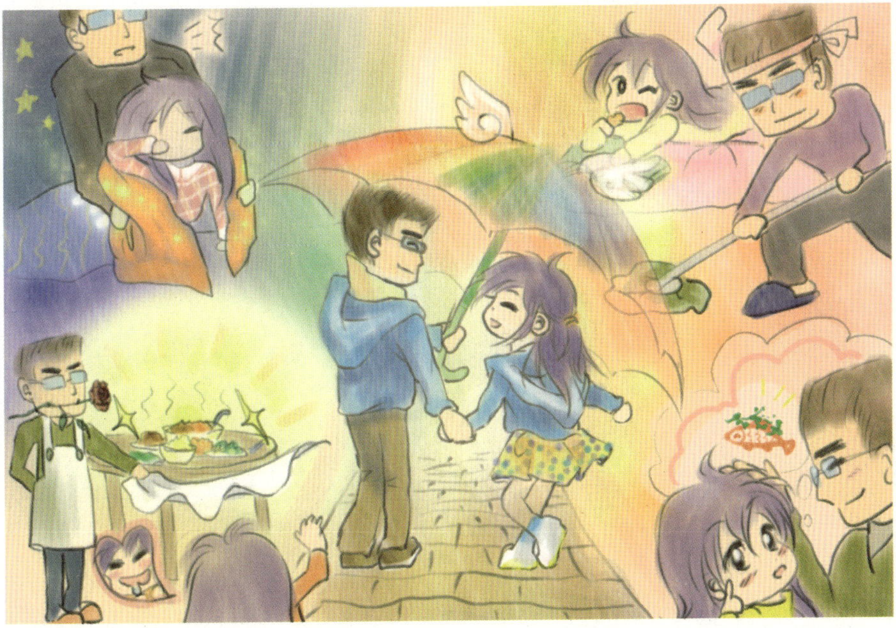

【后记】请珍惜，这最后的幸福时光

有人说，孕期是女人最后的幸福时光，卸掉贝塔回过头来为这篇文章补充后记的我，深以为然。

当然这里的幸福指的是身体上的幸福，而不是精神上的幸福，小小婴儿带给妈妈的精神幸福感，自然是无可替代的。但那时候的我们，是精神世界中的女王、现实世界中的女仆。我们想象着在自己的王国中大展奇才、建功立业、运筹帷幄。但事实上，大展的是换尿布、抱娃娃的才；建的是做辅食、煮肉泥的功；立的业，也无非是娃娃日益增长的体重；运筹帷幄，规划的只是下个月的生活费和娃娃的玩具钱如何分配。

孕期是我们最后的不用自己操心打点生活的小时光，加倍珍惜吧，姐妹们。

来自贝塔爸的阶段性感言

今天宝贝满三个月，按我的话说，他出了自然界对他的试用期，从今天起，他可以稳坐江山了。这三个月辛苦了宝贝，谁不是年轻时候打江山、功成名就后好好享受呢。

早些时候就和贝塔爸打过招呼，在贝塔满三个月的时候，他要来一份阶段性发言，表达他对贝塔宝贝的浓浓爱意，以下内容来自贝塔爸。

“当今天早上贝塔妈妈跟在我屁股后面要贝塔满三个月的阶段性感言的时候，我突然发现，时间过得好快，一晃贝塔都来到我们中间 3 个月了。

“每天重复着早起做早饭、睡前热牛奶、半夜掖被子的动作，竟然已经有一个季度了；每天小心翼翼地看着贝塔妈那一如阴晴表一样变化无常的脸色过日子，竟然已经有一个季度了；每晚摸着肚皮里面的贝塔、和他说说话再睡觉，竟然已经有一个季度了。

“这三个月甚至比以往任何时间过的都快，每天忙忙碌碌地奔波于厨房、卫生间、单位、医院，提心吊胆地应对一次次的检查，就像打游戏过关似的，在取得一定的阶段性胜利后回过头来才发现，原来已经过了这么多关，打了这么多怪。

“昨天在晚上回家的出租车上，不小心又惹到了阴晴表贝塔妈。她拒绝我发起的主动沟通，但却依旧和我说话，也就是说，她不回答我问她的话，但却依旧向我发问并要求我一定回答她的话，且态度很是‘傲慢’。我被她弄的又好气又好笑，于是抢过她的肚皮向贝塔告状，说来也怪，我好像真的感觉贝塔在和我对话。我在心里告诉他妈妈欺负爸爸，单方面屏蔽爸爸发言，我好像隐约听见和看见了贝塔在笑，笑起来的样子和他妈妈好像，肉肉的小脸上两个嘟嘟的酒窝，挤的脸蛋上的肉肉一颤一颤的；笑起来的声音和他妈妈也好像，傻呵呵地反复，嘿嘿，哈哈，呵呵，嘿嘿，哈哈，呵呵。

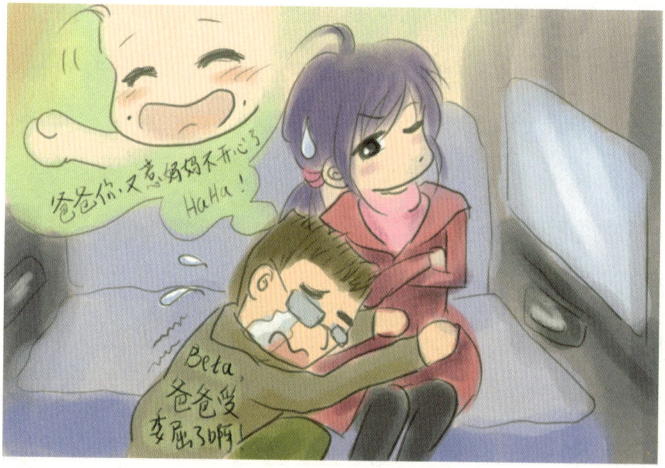
爸爸你，又惹妈妈不开心了
HaHa！
Beta，爸爸受委屈了啊！

“我就是这样每天从不刻意去想，但却又每时每刻都在想象着贝塔的样子，在看见别人家小孩的时候，在看孕期指导书的时候，在看见贝塔妈的时候。

“我和贝塔妈妈一起，安装了两个孕期提醒 APP，每天会提醒我们贝塔已经有多重多大，是像一只小河马，还是像一只小海豚了。每次看见 APP 上面的胎宝宝照片，贝塔妈都忍不住兴奋地找出之前的 B 超单亲亲。每当这时候，我就无比自豪地捧过贝塔妈的肚子，亲一亲真正的宝贝，然后自豪地告诉贝塔妈：看，你只能亲照片，我可以亲贝塔本尊。

“最近总是喜欢超前地买一些贝塔未来要用到的东西，比如最近我就在关心贝塔需要几个奶瓶，是不是现在就要买回来。一天去超市，看见一个男人拿着一张长长的单子在采购一些妇幼用品，我想他应该是在准备待产包，于是向他投以敬重的目光，那种来自于晚辈对老前辈的敬重。

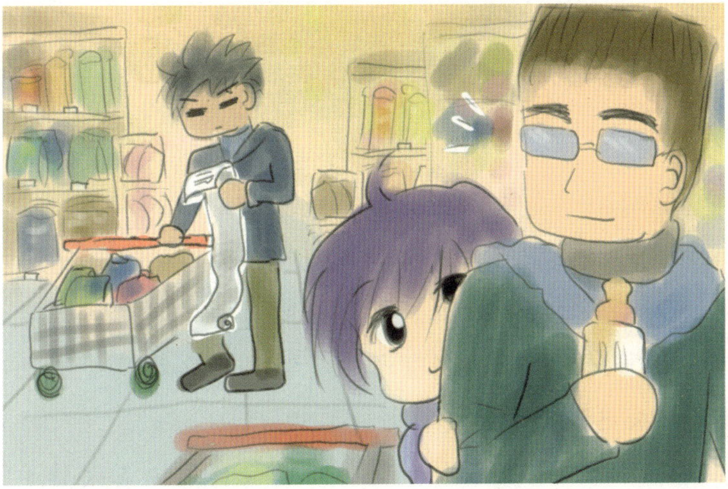

“我买了一本写给男人看的怀孕书，书的扉页上，大大方方地写着这样的一段话：这可能是你人生到此最成功的一件事，也可能是你未来几十年里最成功的一件事，请珍惜这件事的发展历程，并足够的参与进来。当贝塔妈某天在路上复述这段话给我听的时候，我表面上淡淡地没有什么反应，我没有告诉她，当我看见书上这段话的时候，我有种鼻子发酸、眼睛发湿的感觉，作为一个未对人类发展做出杰出贡献

的男人，作为一个没有伟大事业实现自己人生价值的男人，作为一个没有大爱之心想要将自己融化在公益事业中的男人，（甚至）作为一个没有什么突出才艺、没有超级强健体魄的男人来说，贝塔注定是我一生最宏伟的成就，一生，最宏伟。

“作为一个只有在追求贝塔妈的时候才写过几篇日记（用来取悦她）的我来说，这几乎是我有生以来写得最好的作文。套用贝塔妈的结尾，谨以此文，献给我此生最好的作品、最大的收获以及我最宏伟的成就：我亲爱的贝塔小朋友。三个月的胎宝宝，祝你今天满三月快乐。”

【后记】和孕期一起成长的男人

有些品质似乎是女人天生的，比如有耐心、有爱心、有责任心、热爱孩子。有些品质似乎是男人天生就没有的，比如热爱孩子、有责任心、有爱心、有耐心。或许说的有些过，您说我老公一直就很具有上述美德，但我想不管他完美到什么程度，您也不会介意他百尺竿头更进一步不是？

孕期是男人成长的最佳时光，谁敢说自己挺着大肚子的时候没把产后幻想成完美的甜蜜时光？恐怕老公的随到随叫、任劳任怨、当牛做马是这甜蜜时光中最美好的画面，即使不能如此，总要能夜起温奶和换尿布吧？

夫贤子孝的画面，想想就好美，能把这画面落地到现实的最后课堂，就是这孕期。加油吧姐妹，尽可能地在孕期最大限度地激发男人的耐心、爱心、责任心、对孩子的热爱之心吧，这就像春天里种到地上的种子，到了秋天，就有很多实实在在的甜头长出来。

孕早期“干货”篇

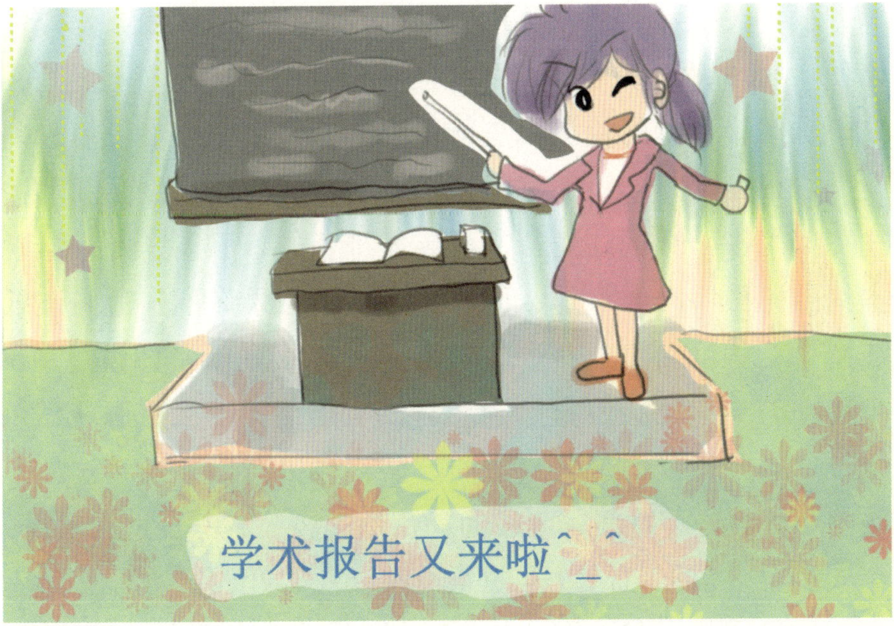

到了这里，贝塔妈的孕早期生活就算告一段落了。三个月的孕妇实践课，让刚刚走过孕早期的我认识到，怀孕真是一件长学问的事情。本着前人栽树后人乘凉的助人为乐的精神，自觉有必要对孕早期的检查流程、各项技术指标、常见问题等加以总结，以便怀孕路上的“晚辈”姐妹们借鉴、参考。

注意，本文总结的是孕早期常见问题及技术指标、检查流程等“干货”，不包含孕中、晚期相关总结，不含孕前检查相关内容，不大规模包含备孕指导相关内容（仅含贝塔妈亲身体会过的部分内容）。

首先我们说说这个“有了”的过程。由于每个人体质、年龄等的不同，我的备孕经验不见得适合你。事实上，根据长期泡在孕妈论坛的经验，别人的备孕方式多半都不能生拉硬拽地套在自己身上。这个问题，还真得具体问题具体分析。不过或许有如下几点共通之处：

排卵的检测：最常用的方法就是使用排卵试纸，好处是方便、易用，在家自己就可以检测。但排卵试纸的不足是，它不是一个定量的检测，也就是说，你无法根据参考值来判断是否正在排卵。那么根据什么来判断？还是自己的经验值，过往都是排卵试纸红到什么时候才排卵的，只能以此来推断本周期的排卵时间。那么问题就来了，如果你不知道当试纸红到什么程度自己才排卵，或者说，你根本就不知道之前n个周期的n次测量，自己到底有没有排卵，那么去医院做B超进行排卵检测，是更直观的方法，也更准确。当然这种方法的坏处就是，时间、金钱的耗用都比较大，怎么选看自己。个人觉得要根据自己要娃的急迫性以及要娃的困难程度来决定，有妹子什么都没测，根据感觉安排，一月高中；有妹子用排卵试纸跟了半年，也没找到确切的排卵周期，这得看自己到底是哪种妹子。

计划内房事中所采用的技术手段：这个手段，网上五花八门，没有调查就没有发言权，贝塔妈这里仅实践过事后将双腿举高帮助精子进入这一种方法，而具体效果如何，贝塔妈也无从分辨。就好比你吃了面包蘸果酱，你能分辨出是面包好吃还是果酱好吃？这个比方并不贴切，或者说，你吃了两个馒头一个饼，你能说这个饼到底要不要吃？不吃饼会不会饱？毕竟你没有仅仅只吃两个馒头。如果贝塔妈准备要第二胎，再来告诉大家，只安排不举腿（只吃馒头不吃饼），是不是也是一样的效果。而至于网上常见的其他手法，其实用性和效果如何，贝塔妈更无从说起。不过有一点贝塔妈想说，如果时间得当（排卵期）、流程顺畅（呃，这个不用解释对不对）却一直没有取得目标效果（求得娃），做个双方的孕前检查，比研究技术手段来的靠谱，毕竟，我们得知道馒头有没有吃到肚子里（再去考虑没吃饱填饼的事儿），你说是不是？

“有了”之后，我们就进入到了孕早期的阶段。有一个隐含的条件是，我们要知道自己有了。怎么知道自己有了？对，也有试纸，早孕试纸。这同样是个定性不定量的检测，所以在你体内激素含量还没达到检测标准的时候，试纸上是显现不出来的，这时候怎么办呢？只能耐心地等上几天。因为在试纸都不太能测出来的时候，去医院抽血，多半也达不到令你满意的答案，还使你白白损失一管子血、一沓子钱以及一腔子热情。这个阶段，多半是妹子们练眼神的阶段，网上多见这样的帖子：姐妹们帮我看看啊，是不是有个水印啊，是不是有一点点粉啊，是不是啊？哎，贝塔妈的建议是，犯不上这样歇斯底里，该吃吃该喝喝，别在这练眼神儿了，让结果再飞两天吧，什么都不会影响的。

一般来说，自己确定有了，不能真的算有了。就算我们自己相信我们有了，医院也不依此来确认我们有了，家人也看见医生承认我们有了后才真正认为我们有了（不是绕口令）。所以当我们有了之后，开启我们孕早期之旅的仪式性活动就是：去医院验血、检查 HCG 和孕酮。

接下来，指标欠佳且心理素质不好的我们，就会陷入长达数天的焦虑，初期是每隔 2–3 天去验血，查翻倍。若翻倍正常还好，不正常的话，过 2–3 天再去验血，再继续检查翻倍。没办法，在 B 超之前，没有见到胎心胎芽之前，我们难免不焦虑。

这一管子血代表着，从此之后，我们将与下面这些术语做伴。

HCG：人绒毛膜促性腺激素，孕 1–3 月的重要检查指标，孕初期 2–3 天翻一倍，数值上万后增速放缓，孕 9–10 周后稳步下降，直至平稳水平。早期 HCG 增速欠佳多见于宫外孕、胎停育。HCG 数值因人而异，不同人之间不具有可比性，一般来说，初期 2–3 天正常翻倍，上万后持续增长，9–10 周后缓慢下降，即为正常。前期 HCG 不翻倍，说明胚胎发育缓慢，可能会在该长出胎心的时候没有按时长出来。如果出现这样的情况，恐怕我们只能不放弃、不强求，尽最好的努力（平和心态，好吃好睡不累到），做最坏的打算了（胎停育）。

孕酮：又称黄体酮，孕 1–3 月的重要检查指标，胎儿长出胎盘前，孕酮靠母体分泌，一般维持在固定的数值上，或有部分下降也为正常。胎儿长出胎盘后，该值不断稳步上升。该值水平过低易引起先兆流产等问题。孕酮这个数值不仅因人而异，而且因医院而异，不同医院因实验仪器不同，检测出的孕酮差别很大。孕酮分为大单位和小单位两种，对于大单位的数值来说，一般认为大于 20 比较完美，但 15 以上亦可接受。不腹痛不出血 HCG 正常增长的情况下，孕酮稍低影响不大。如果孕酮持续偏低，医生表示，食补药补效果均一般，放松心情是第一位的，心情好，孕酮低宝贝依旧长得好，心情紧张，孕酮高宝贝也可能受影响。

雌二醇：即雌激素，随着孕周的增加不断上涨，一定程度表征胎儿发育的良好程度。该指标并非所有医院的必查指标。

胎芽：胎儿的雏形，一般 6 周左右长出，过期未长出胎芽的胚胎称为空囊。

胎心：胎儿的心跳，具体生成时间未知，但实践经验表明胎芽 0.3cm 即可见胎心，胎芽少许阶段未见胎心属于正常现象，可等待一周后复查。如果首次做 B 超不见胎心胎芽，等待一周再测 B 超，好饭不怕晚。部分宝贝过期仍未长出胎心，要综合考虑衡量，不要过早放弃留有遗憾（放弃了健康的宝贝），也不能拖的太久影响宫内健康（在体内保留了不健康胚胎太久），有些缘分天注定。

Nt：胎儿颈后透明带扫描，通过 B 超检查，作为唐筛的早期检查手段。一般小于 2.5mm 可认为胎儿健康，出现唐氏综合征的风险较低。一般认为小于 2.5mm 以为是低风险，但高于 2.5mm 也不是说绝对说明问题。是否有唐氏综合征的风险，主要还是看 16 周的唐筛。

整个过程中，雌激素是持续走高，HCG 先走高后降低，孕激素早期不会大幅上升，但一定要大幅度增长的是胎芽的大小。什么，你问为啥？这胎芽就是后面的胚胎，也就是你后面的宝儿。胎芽多大是合适？一般是这样计算的。

当前你孕周还未满八周，孕天与胎芽长度之间的公式关

系是孕天 = 胎芽长度（mm 为单位）+40。由此反推当前孕天的合适胎芽长度：孕天 −40。由此可计算胎芽的正常增速为 1 天 1mm 左右。同样，由此可推断出现胎芽的一般性时间点在孕 40 天以后，即孕 6 周以后。

当前你怀孕到了八周以后，但孕周处于十二周之前，孕周的计算方法为胎儿头臀长（cm 为单位）+6.5。由此可反推当前孕周的合适胎儿头臀长：孕周（精确到小数点后第一位）−6.5。由此也可计算出胎儿的正常增速为每周增长 1cm 左右。

孕早期的要点内容大致就这些，额外贝塔妈要说的是，你几乎一定会遇到的问题是孕吐、食欲不振。请相信社会主义社会的国民营养水平已上升到前所未有的高度，我们的体内有着“丰富”的初始积累，孕初期的少吃少喝不会过多影响宝贝的成长。要从心底笑对这个小淘气，他不是折腾你，他只是想告诉你他很好。吐的实在不像话的时候，记得求助医院。

那么孕早期的日常工作与生活，我个人觉得：

关于吃：抓住一切有食欲的机会积极进食，机不可失时不再来。

关于睡：嗜睡的就多睡，失眠的就多躺。

关于夫妻性生活：尽量避免，以免酿成一失足成千古恨的悲剧。

关于工作：多用心少用力，多想办法少上火。

第二部分

孕中期篇

——六怪当道，小心慢行

打着怪，升着级，总结着经验，调整着战术，肚皮就这样在不经意中，越来越圆，越来越大，就像一个成熟饱满的大果子挂在腰间。

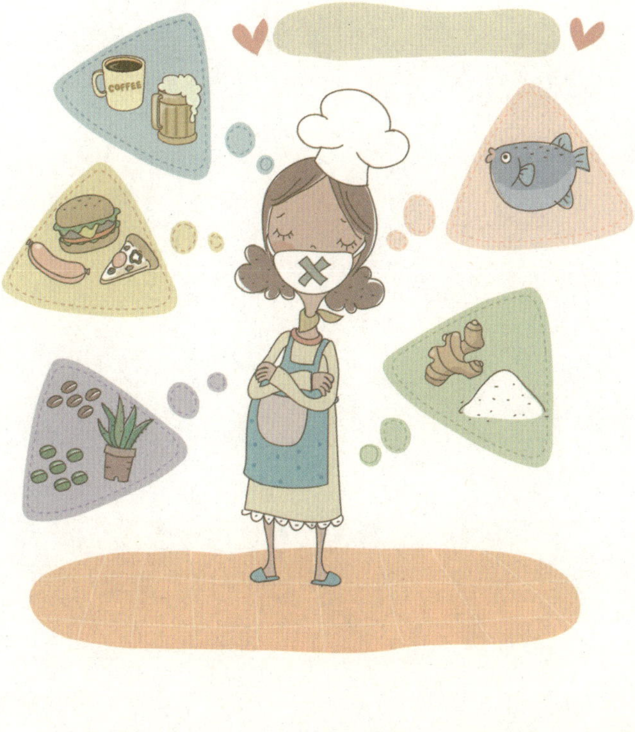

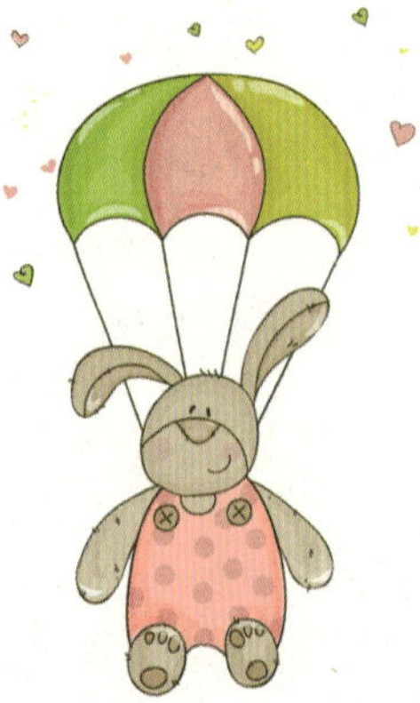

阶段性放松

人家说小胎儿发育的前三个月，好比是在打江山，那时候的他们是无比脆弱的，要在妈妈体内复杂多变的地形中开辟自己的一块天地。而三个月后，小胎儿就登基坐稳小皇位了，结束了年轻时候的创业时代，可以一屁股坐在他的九龙椅上开始享受。

于是我向贝塔爸宣布，我儿已登基，我这个辅国公加皇太后可以稍加放松了。

贝塔爸不同意我的观点，他认为创业难、守业更难。他说你想啊，你的体内环境那么恶劣，他现在体积那么小，别说肠管啊、膀胱啊等周边建筑，就连便便他都打不过，所以还是要多加小心。

但不管怎么说，我已经从衣食住行多方面开始了我的阶段性放松。

先说衣，连续两个多月，我一直是任意款毛衣裙 + 防辐射服。防辐射服已经叫我穿的奇脏无比，用同事的话说，好像生过三四个娃娃一直在穿同一件防辐射服一样。防辐射服有个功能，就是穿任何衣服套上它都是一个效果，有时候照着镜子看自己，大大的粉色圆筒上顶着一个不小的头，看起来和木偶娃娃一样滑稽。之所以是大大的粉色圆筒，是因为防辐射服还远比我肥，且硬，我支撑不起来它，它只有根据自己的形状长成了一个圆筒。

如今贝塔已经出了前三月了，我自己觉得已经不需要每天把自己打扮的和“套中人”一样了。于是开始迷恋起购买各种孕妇装，但这些孕妇装，对于现阶段的我们娘俩来说，太大了，穿在身上根本无法撑起来。于是买回来试一试就要退货，每天重复在“上网看孕妇装—下单购买—收包裹—试穿—发现太大了—申请退单—发包裹”的恶性循环中。贝塔爸对此很头疼，后来想出来一个简化流程：“上网看孕妇装—加入购物车—想象着自己穿着很大—从购物车中删除。”他说，何必要把线上可电子化的流程线下做呢。

再说食，过去的两个多月，因为孕期反应，很多时候只能吃黄瓜、西红柿、馒头、面条，随着反应一天天地变小，

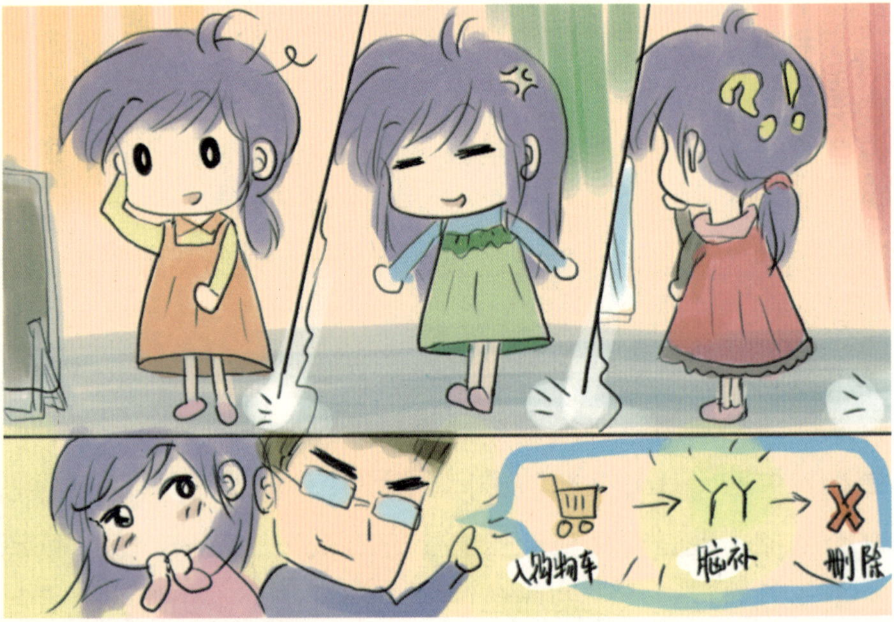

我渐渐恢复了对自己味觉的指挥和控制，对从前那些垃圾食品的热爱又席卷而来。但贝塔爸并不放松对我的管制，他认为吃了垃圾食物，无非两种可能：第一，吃完没反应，毒素就残留在体内毒害贝塔；第二，吃完拉肚子，那么就有把贝塔一起拉出来的可能，所以，坚决不能吃。

贝塔爸说不乱吃零食和垃圾食品可以省很多钱，省下的钱可以给贝塔吃一些更有用的东西，比如燕窝，吃了燕窝的小宝贝皮肤白白的。看了看我和贝塔爸黑不拉几的脸，我决定做一个充满母爱的妈妈：省下零食钱买燕窝喂贝塔。这种叫做燕窝的食材，买到了手我才知道它有多高级，卖家竟然送了我一套鎏着金边的陶瓷配套餐具：一个小煮锅、一支小盖碗。于是我每天穿着旧毛衣在家里板式餐桌前，坐在没有靠背的凳墩上，用精致的鎏金小盖碗吃着金丝燕窝，感受着一种混搭的贵妇生活。

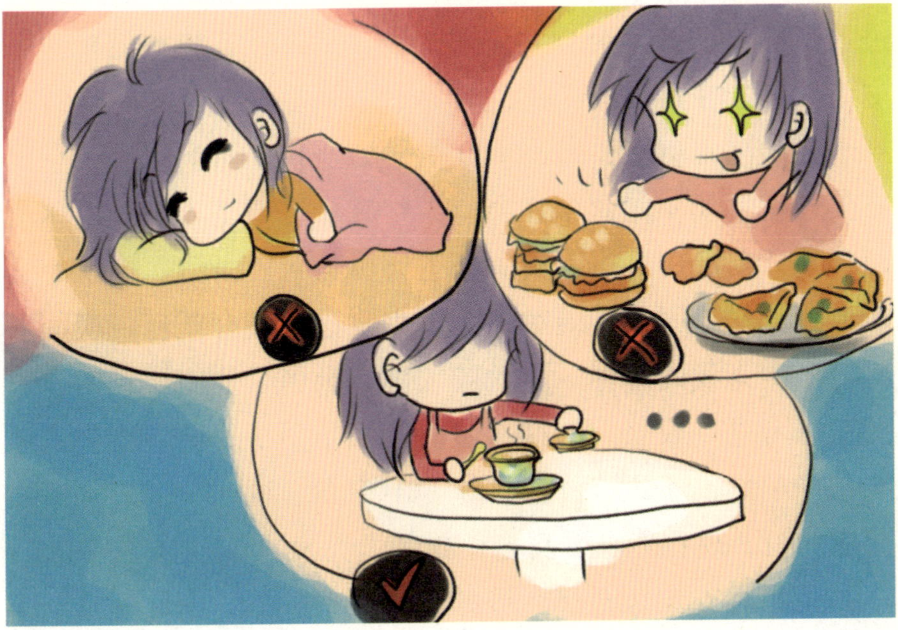

说到卧，我一直就有侧卧的习惯，说是侧卧，其实和趴着差不多，是身体正面和床成30度角的侧卧。这个角度，一旦当晚吃的多些，肚子上的赘肉就会流到床上。怀贝塔的前三个月，总是怕这个姿势挤压到他，万一人家趁着半夜长胳膊长腿，给人家压回去了怎么办。现在过了前三月，考虑到后面月份大了又要专门的左侧卧，于是想重温下当前的半趴睡。

但这种姿势总是觉得有些对不住贝塔，考虑到他的情绪，我决定每晚抱着他睡。抱着的方法就是把手放在肚皮和床之间，做捧着肚子状。贝塔爸对这个睡姿是很不买账的，他说宝贝的空间本来就被我肚子的赘肉和肠管挤压，现在还填进来一双手，岂不是更挤？而且，我抱到的只是我自己的肥肉而已，哪里就能抱到贝塔？他还那么小。好吧，我忍，总有一天，我会有圆滚滚的肚皮捧在怀里，叫你羡慕嫉妒恨。

孕早期一直是打黑车上班，一天100块的支出叫人心疼。进入了平稳期就改乘公共交通工具。每天在贝塔爸的护送下坐地铁，挤在最靠座位的地方站着，贝塔爸还时不时地抖动抖动我的防辐射服，以彰显我的孕妇身份。多半情况下是没有人理他，偶尔的偶尔，会有人给我让个座位，我每次都美颠颠地捧着肚皮坐下，被贝塔爸评价为看着很假。他说有人能为我让座的原因，绝对不是因为我这还没有任何规模的肚皮，是因为我的防辐射服太脏太脏，吸引了他的注意力，进而在思考这个衣服为何这么脏的时候想到了，哦，这个人可能是个孕妇，才让座位给我的。不管怎么说，一直只有给人让座的份，现在能享受到这份殊荣，当事人还是很自豪的。

生贝塔就像玩游戏升级打怪，一关一关过后最后是个大怪物，打败了大怪，就可以从密室中抱出一只贝塔作为回报。通过了孕早期这第一关的贝塔妈，生活还是发生了不大不小的一些变化。这些变化可能会伴随着她，打通第二关，顺利走过孕中期；打通第三关，顺利走过孕晚期；肚皮长成一个硕大的水球，然后终于有一天，噗的一声，水球破了，一只贝塔从羊水中慢慢浮出，闭着眼睛，顶着光环。

【后记】及时行乐

熬过怀孕最初的九十天，探测到了胎心和胎芽，战胜了雌激素和HCG，建好了生产档案，我们来到了第二阶段，人称整个孕期最舒服的黄金阶段——孕中期。

这个阶段舒服不舒服，说什么的妈妈都有：有说很舒服的，孕中期肚子还没大起来，行动还很方便，早孕反应也没有了，是难得的好时期。也有的说，最具杀伤力的几个孕期大怪，唐筛、糖耐受、大排畸，都在这个阶段，除非你有每个怪物都一次性打败的信念，并事实真的如此，否则你的孕中期不会如你想象的那么安稳。

所以我说，在这段难得的、孕早期刚刚过而孕中期的检查大怪们还没真正到来的美好时光里，我们一定不要辜负每一分每一秒，该折腾老公就折腾老公，该吃喝玩乐就吃喝玩乐。没事咕哝咕哝宝宝的名字，研究研究宝宝的星座。这些事情，可能用不了几周，就会变成一件奢侈事儿了。

不可不说的唐筛

唐筛是孕中期的一项重头检查，虽然这项检查于我来说，整个过程不惊不险，但这却是我无法不浓墨重彩去详说的一项检查，因为太多人被这项检查所折磨。不同于从前的篇幅，出现在本文的主人公，不是贝塔妈，是茹和咚咚。

茹是我的同事，和我同样的年纪，早我一年生娃。就像刚刚圆房的新媳妇对即将出嫁的大闺女，也像刚刚上大学的小师哥对还在读高三的小学弟，刚刚走过孕期的过来人，因为一切都那么历历在目，那么就在眼前，所以很容易对正在经受者的体会感同身受，进而多加建议和帮助。所以从我怀孕以来，茹一直给我帮助，正因为此，我对一年前自己的无知和莽撞更感脸红。

事情是这样的，茹一年多前怀孕，因为正处于25—29岁这一生育黄金时段，所以自己和家庭一直都很放松，所有的检查也一路过五关斩六将，顺顺利利，直到唐筛。

那个时候我还不知道什么叫唐筛，直到当茹和我们说，她唐筛处于高风险的时候，我才第一次听说这个词。百度了一下唐筛这个词的词意、原理和相关检查，才知道唐筛全称叫唐氏畸形儿筛查，对21、18等染色体是否出现三体畸形等异常情况进行筛查。具体检查方式是抽你一管血，检测甲胎蛋白、HCG 等指标，结合你的孕周、体重、年龄等指标，估算你的胎儿出现染色体异常的概率。

估计你要问了，染色体异常体外估算准确么？确实不准确，同时人家也没有承诺准确，人家说了，这就是一个概率，茫茫人海中，这种悲剧摊到你的头上的概率。茹的检查结果中，21 三体的风险概率是 1/200，很小了是不是，你处于 200 个人中有一个倒霉蛋的水平上，这个倒霉蛋还不一定是你。但高危与正常的阈值是 1/250，你得到的概率值大于这个值的话，对不起，你就是高风险。

当茹和我们说，她的唐筛结果处于高风险的时候，我几乎想都没有想就说，当然要进行进一步的检查，要做就做羊水穿刺。虽然会有流产的风险，但同样是最坏的情况下，一个是掉了一个正常的孩子，一个是生下一个愚型儿，孰轻孰重？

现在回头想想，真想对那个时候的自己说，太没有人情味了。不亲身经历就永远不知道个中滋味，抛开对肚子里小生命的这份陪伴的依恋、怕他真的有问题而不得不失去他的这种大痛，单单等待检查和结果中的煎熬就足以叫人崩溃到抓狂。羊水穿刺不是说做就做的，要等到合适的孕周才能做，而后又要等上漫长的四到六周才能看出结果。这一来，最舒适的孕中期，都将要在焦虑、紧张、烦躁、恐慌中度过。

茹最后选择了无创 DNA，一周后拿到了一切 ok 的结果，但唐筛的结果对后续其他的检查，还是有不小的影响。比如中期大排畸显示左右脑室增宽，这种常见的、正常孕妇也难免出现的正常的异常情况，医生也往往会联想到畸形儿上来。

你说我无创DNA检测ok的，医生会说无创DNA也只是个概率，不作为医学定性的依据。不知道整个孕期，她是在什么样的心情下以怎么样的信念闯过来的，总之现在她家儿子一岁多，聪明可爱，乖巧可人。

咚咚是我的网友，同一个孕妈群里面的网友，因为同一天受孕（别笑，就是同一天受孕，我们的娃都是计划来的，我们精确地知道自己何时排卵，并及时分享在安排计划内房事上面的心得），互相之间有更多的相似情况可以沟通讨论，所以我们的联系比其他网友更紧密。咚咚得到的唐筛结果中，21三体畸形的概率是1/600多，高危。你说不对呀，不是比例小于1/250就是正常的吗？那么我告诉你，除了这个一般性的风险，还有个年龄风险。什么意思呢，比如正常人一顿可以吃半碗饭，这是个下限。你吃不到半碗饭就是你胃口太小了，那么吃过半碗饭都是胃口达标的吗，也不尽然，五岁孩子吃半碗饭和三十岁糙老爷们吃半碗饭一样吗，这就是个年龄阈值。我们都处于最佳生育年龄，我们的年龄阈值比标准阈值小很多，1/800，也就是说，基于我们处于如此黄金的生育年龄这一情况，我们得到的概率值，要小于1/800，才认为我们正常。

咚咚选择了不做进一步检查，虽然她深知什么是唐宝宝，深知如果出现问题，对于她来说是个什么样的灾难。这和“无知者勇”不同，这需要多大的大无畏，才能有勇气和命运来一局豪赌。

即使再大无畏，做出这样的选择也是前路艰难。首先是来自于医生和医院的压力，这一点很可以理解，医院和医生是没有能力承受这样的责任的，医生会竭尽所能地劝说你及你的家人接受进一步检查，而家人往往会站在医生的一边，这就是第二层压力，来自于家人的压力。而最煎熬的，应该算来自于自身的压力，当你在知情通知书上签下“我知悉该项检查异常对应的后果，并拒绝做进一步检查，我愿意自行承受这样做所带来的结果”的时候，相当于你一个人带着肚子里的孩子，站在了整个世界的对立面，你真的有足够的勇气面对这一后果吗？

但依旧有不少妈妈和咚咚一样，选择相信自己的宝宝，相信他自己的选择。与其说她们天性豁达无所畏惧，不如说这是妈这个词带给她们的后天磨炼。

【后记】一二三，你选啥？

这么说来，面对唐筛，可能是这样的一个逻辑过程：

首先，在事前，我们没有什么能做，因为这项检查就是抽一管子血，得到一个结果，其中没有任何个人能做的努力。我曾经胡思乱想，增加体重是不是有好处，因为体重增加，是不是单位体积内的甲胎蛋白含量就会降低，但我最终也没有看到唐筛概率值的计算公式，我无法得知体重对整个结果的影响是正向的，还是反向的，甚至可能根本就不是一个单调上升或单调下降的情况。同时孕中期的另一项重头检查——糖耐受，主要的应对途径就是控制体重，所以打体重的主意并不可取。

要命的是，事先我们没有任何事可以做，但事后我们却又有很多个选择，来逼着我们必须选出个一二三。

第一个选择就是做羊穿，好处是准确度高，坏处是有带来流

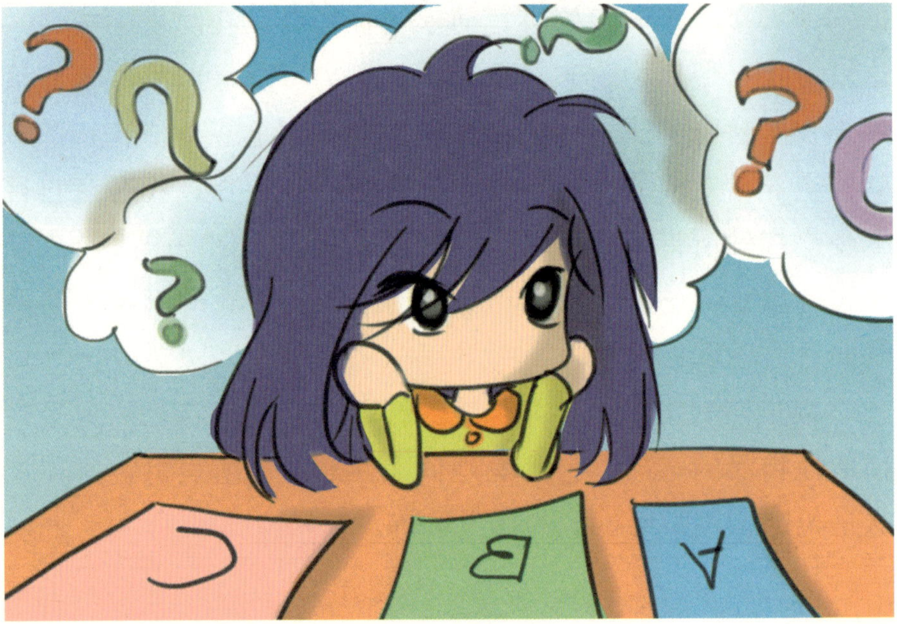

产的风险。第二个选择是无创 DNA，好处是无风险，也是抽一管血完事，坏处是依旧是个概率值，且医生对此结果的认可度一般。第三个就是咚咚这样，不管不理，但这条路真是太难走了，我不知道咚咚在后面的检查中承受了多大的心理压力，我从来没有问过她这样的问题，即使昨天，我们还在为小宝到多少度才需要吃药进行了讨论。

我没法建议你怎么选，我也没法说如果是我我怎么选，我只能希望我们都不遇到这样的事儿，如果遇到，尽可能地征求家人的意见，让自己的选择得到他们的支持，这样或许会减轻些后续压力。再者，我建议女性同胞们，娃还是要早生，35 岁以上的高龄产妇，唐筛几乎默认高风险。

逃不过的急诊

有这么两句话，一句是“出来混的，迟早都是要还的”，还有一句是“躲得了初一躲不过十五”，这两句都是用来说我的。前脚唐筛风平浪静，以为太平盛世万年无虞，后脚就进了急诊，好像没有急诊的孕期就不完整一样。

怀孕这条西天取经路，只有老公这个孙猴子是不够的，有爸妈公婆充当二师兄三师弟也是不行的，就算你还有白龙马，你也常常有自己打不过妖怪的时候。那怎么办呢？上西天请菩萨好了，大慈大悲普度众生的观世音菩萨啊，请你帮帮小僧。对，这西天就是医院，观世音就是我们亲爱的医生们。

我短短几周时间前前后后进了两次急诊，而每次的故事却也都平淡无奇。第一次是肚子疼，特别疼，一走路就几乎要哭出来的感觉，绝望无助地拨打产科重症热线，接线护士的声音很甜美，但说法很模糊：“我们无法远程判断你的肚子疼是否和胎儿有关，所以我们无法判断你是否需要来急诊。什么，你想不疼了再来？症状消失的情况下我们不能确定是否能够定位问题。”总之，去不去是我的自由，我可以选择去，也可以选择不去，但我最终选择了去，和很多像我一样不够大条和豁达的妈妈一样。当然检查的结果也没有什么特别，问了问诊，做了做B超，摸了摸肚子，在医生的眼皮底下卧床观察了两个小时，肚子奇迹般地不疼了。有症状在身的时候都没有定位原因，没有了症状就更不能够了，打包收拾回家，被告知有症状再来。

几周后真的又有了症状，还是肚子疼，伴有宫缩。宫缩从孕中期开始，直至孕晚期，都是一个频繁出现的术语。这真正是把双刃剑，到生的时候，不按时宫缩、不规律宫缩是生不出宝宝来的，到了预产期的前几周，身体就开始自行练习宫缩，这个时候的宫缩因为不规律，力气也有限，被称为假性宫缩。假性宫缩是生产的必要前提（没有足够的假性宫缩练习，就不来真的，没有真的宫缩就不生），但假性宫缩来得太早，就有早产的可能，就好比宫缩提前练习好了就会提前把宝宝挤出去的意思。这是宫缩的功与过，而我的宫缩出现在孕二十四周之内，还没有到围产期（官方承认的，胎儿脱离母体可成活的时期），可以说只有过没有功。

又一次去看急诊，医生用一种试纸来测试是否有早产风险，这种试纸的学名被我不小心忘记了，只记得百度过这种试纸的原理是检查宫颈附近胎儿及羊水中才有的一种物质的含量。听起来很科学，这种含量大了，早产的风险就大一些。但这种试纸的准确度不高，误报的可能性较大，一般说来，检测出阴性，可确保近期无早产风险；而检测出阳性，也不能说明你一定有风险，因为试纸误报假阳性的可能性在40%，也就是说，试纸报10个阳性，会有4个是假阳性。我做出的检查结果也是阳性，出于假阳性情况频繁的考虑，医生要求我回家卧床几日观察，并持续减少运动，若再有类似情况出现，再来就医。

然后，就没有然后了。直到现在，我也不知道这两次急诊是否真的有必要去看医生。但有没有必要去看，似乎不是紧急情况出现时我主要考虑的问题，实际的情况是：我有多焦虑，我有多恐慌，我就有多想看医生。想想紧急情况带给我的恐慌，我想多半是因为我的经验，阅历无法对眼前的状况做出判断，这一点，二胎妈妈就沉稳得多。这一点从候诊大厅里也可见一斑，那些身边爹妈老公侍从无数却依旧紧张兮兮眉头紧缩的，一般都是我这样的初产妇；而那些单枪匹马从容淡定的，大多都是二胎妈妈。这个没法比，人家如你一般紧张兮兮地饲养肚子里的第一个小宝的时候，你还不知道在哪里风花雪月。或许生性开朗与豁达可以弥补经验上的差距，可以靠信念说服自己宝宝在肚子里一切安好，但可惜我不行。

这也不能怪我，面对生孩子这件事，谁也不能风轻云淡，因为谁也不是抱着“闲着没事生着玩玩，生出来就生，生不出来就直接消化了”这种想法。所以很多妈妈和我一样，本着宁可错杀一千，不能放走一次的态度，仔细谨慎地审视着自己，一天千百遍地问自己：“这里是不是不舒服？那里是不是不好过？”更何况我们还有这类问题：昨天我吃了牛排会不会有虫？今天水果是不是不新鲜？昨天睡觉好像压到他了，我今天进了电影院会不会有事？

本着静坐常思己过的自我提升意识，我反思了我的这两次急诊的起因与经过，我想如果我能多做如下的一二三，可能也会少跑两次医院。

不该做的少做。很多时候这个过程是这样的：我们做了一些我们认为孕妇不该做的事儿，我们后悔不已，我们反思并审视着自己的身体，突然发现哪里不舒服，这下完了，肯定是那个事情做坏了，看医生去吧。到底是自己真的坏了，还是因为担心怕自己坏了进而觉得自己坏了？

不该担心的少担心。作为网络时代的孕妈，谁又是真正地单枪匹马闯孕期？谁在网上没几个常驻地，那些论坛或QQ群，给了我们很多的信息，但也传递了不少恐慌。看见这个说，谁谁几个月的时候如何，然后如何了；看见那个说，谁谁吃了什么，然后就怎么了。谁还少往自己身上生拉硬套的？

不该慌的时候别慌。真就肚子疼了，去医院就不疼了么？观察观察再去也不迟，每天对着镜子默念三次：我只是怀孕不是生病，我又不是纸糊的。也该做一个有点信念的孕妈。

最后，既然没心没肺这种天生技能不是我的标配，那么没办法，实在焦虑的时候，还是去找医生做自己的心灵按摩师吧。

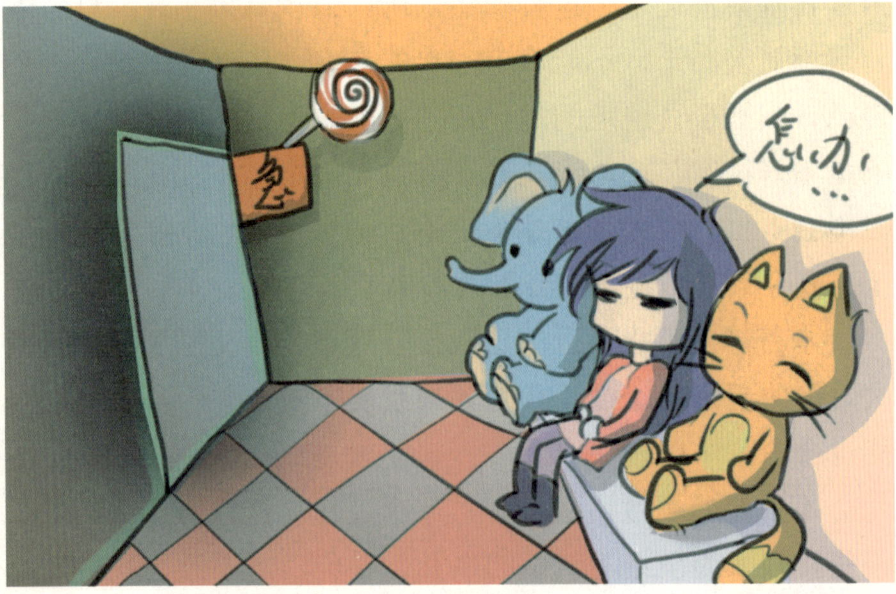

【后记】急诊不急诊

孕晚期的我最终没有逃脱先兆早产的魔爪，征兆就是频繁出现的、不规律的宫缩。因为次次早产试纸检测都是阳性，加上行动起来宫缩就更为明显，于是遵医嘱卧床了一个多月。当然这个情况也是在急诊室查出来的，因为常规产检下，医生很忙，所有检查都是流水线作业，除非你在约定检查内出现了问题，或者你在产检当场出现情况，否则很难得到医生的“另眼看待”。

在孕晚期，我第一次告知医生我有频繁宫缩的时候，医生只是在我的肚皮上反复推搡：“这样推都没事，没大事的，回去吧。”但那个时候，频繁宫缩真的困扰着我，我不敢大步走，上一个六楼要至少半小时，甚至不能大笑。后来在症状明显的某个晚上看了急诊，才得到了医生的重视。

所以我说，急诊不急诊，还得看你的实际情况，因为有些症状不是产检当时就会显现的。另外，一些严重的症状可不要忽视，我想到的暂时有这些：孕早期的出血和肚子疼，孕中晚期的宫缩，任何时间段的高热（据说会烧坏胎心）。

孕妇自古多情

怀了孕，整个人的神经就变得细腻敏感了起来，人说是孕激素的作用。一般来说，在孕早期这种“情绪失控”（这确实是另一种情绪失控对不对）很明显，随着孕期的推进，身体渐渐适应了这种激素的变化，也就不那么发神经了。

但我好像不是，即使到了孕中期，依旧是容易伤春敏秋。我不是有意要将我的孕期过的凄凄艾艾，有人说这样生出来的宝贝会多愁善感。我并不想贝塔如此，可我也真的没有办法控制，我并不是在悲天悯人，似乎肚皮中有了贝塔之后，体内的情感开关就变得异常灵敏，并多半是因为感动。这不，就在昨天，就连掉了两次眼泪。

从孕早期，确定贝塔入住在我的肚皮之后，我就升了级，经常早上不用赶地铁，而是一天花掉贝塔爸100元钱来打黑车（不是黑色的车，是没有正规执照的地下出租车），因为常坐，就找了一辆固定的车。拉黑车的大爷人很好，每天早早地在楼下等我，看见我就笑眯眯地向我招手，然后抿一口杯子中的茉莉花茶，上路。比起很多黑车里面一直萦绕着若有若无的烟味，大爷的车中这淡淡的茶香叫人很舒心，不能喝闻闻也好。

昨天一早，和平时一样，上车给大爷闲扯了几句，就专心地闭目养神，没办法，孕妇就是瞌睡多。大爷也和平时一样，依旧开启交通广播之类的节目，听听主持人侃大山，再听听路况。主持人今天讨论的话题是，你如何知道自己是爱一个人，还是想拥有一个人。听主持人和听众互动的热火朝天，我不禁在想，我如何知道我是爱贝塔，还是想拥有一个叫做贝塔的属于我的宝贝？我在心里问自己，这之间的区别又是什么？

最后我理了三点理由，认为我不只是想拥有贝塔，而是爱他。期间，竟然被自己感动了，感动到掉眼泪的程度。

首先，因为爱他，我享受现在的生活，从来不认为当准妈妈太不易。虽然我每天过着提心吊胆的日子，虽然上班工作量大的时候很委屈，虽然间歇性地吃不下东西，虽然贝塔改变了我很多生活，但我从来不认为我辛苦、不易。我已经

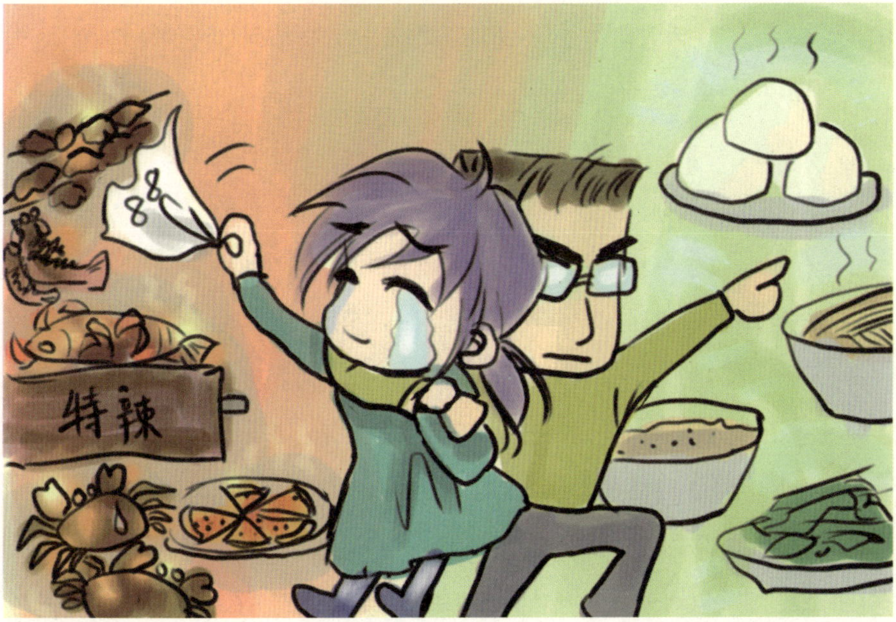

很多个月没吃过烤鱼、螃蟹、麻辣香锅、披萨、烤肉、扇贝、皮皮虾等这些似乎从前不可能离开我的生活的东西。因为宝宝不能吃，于是每天按照宝宝的需要规范自己的生活和饮食。我从来不期盼任何阶段的任何一天快快过去，从心底去珍惜我和贝塔有心灵感应的这9个月。

其次，因为爱他，我已开始幼吾幼以及人之幼。从前是小宝外貌协会的忠实会员，我只喜欢那种白白的、肉肉的、眼睛大大且黑多白少的小baby，看见了就忍不住过去和人家妈咪拉近乎，趁机捏一把，然后一走几回头，贝塔爸说我不是像看见了孩子，像看见削好了皮的大苹果。而见到长相不是我喜欢的类型，比如不是很白净的小朋友，我会一边瞄一边和贝塔爸说，以后我们的宝肯定不会这样，说这话的时候我忘了，以我和贝塔爸的肤色，我们的宝贝白净不到哪里去。现在，我再看见小宝贝，不管是哭着的、尿着的、拉着的，不管是大眼睛、小眼睛、眯眼睛的，我都忍不住看他很多眼，心中充满了一种柔软到不知如何表达的情感，好似整个人类的繁衍进化都值得感动一样。

最后，因为爱他，我更爱贝塔爸。这个更，不是较贝塔来说，是较从前。因为贝塔，本只是牵着手的两个人，变成了连着心、通着大脑、交互着血液的一个整体。贝塔身体里流着爸爸的血，那就是我现在的身体里也流着贝塔爸的血；贝塔携带着爸爸的基因，那就是现在的我，身体里也携带着贝塔爸的基因。我有什么理由不更理解贝塔爸爸的逻辑，更明白贝塔爸的心思呢。我们就这样因为贝塔建立了血缘。

而后昨天晚上和贝塔爸一起吃饭的时候，我们在路上见到了一个粉嫩嫩的宝贝，被妈妈抱在手里，大约半岁的样子，好可爱，圆乎乎的小肉脸，脸上两个小酒窝。我站在边上看，我想我一定是充满了温情和慈爱的表情，以至于小宝贝向我张开了手竟然主动要我抱。我惊喜地过去摸了摸她的小手小脸，和宝妈拉起了家常。宝妈很热情，问我肚子里面的宝宝几个月大，嘱咐了我一些当前孕期的注意事项，并给了我一些祝福。

捏着人家小宝贝的手，突然就很激动，宝妈在我耳边轻轻柔柔地述说，而后我就很激动，确切地说是动情，非常、非常、非常地动情。我继续和宝妈拉着家常，却在心里翻江倒海，拼命地忍住眼泪。我觉得我很动情，不是那种需要对全世界来呼喊我爱你的那种动情，也不是恨不得买上一挂鞭炮来庆祝的激动，就是那种从心里蔓延出来的、充满在每一个细胞里面的动情。

我嘴上继续和宝妈拉着家常，心里却拼命地和自己的情

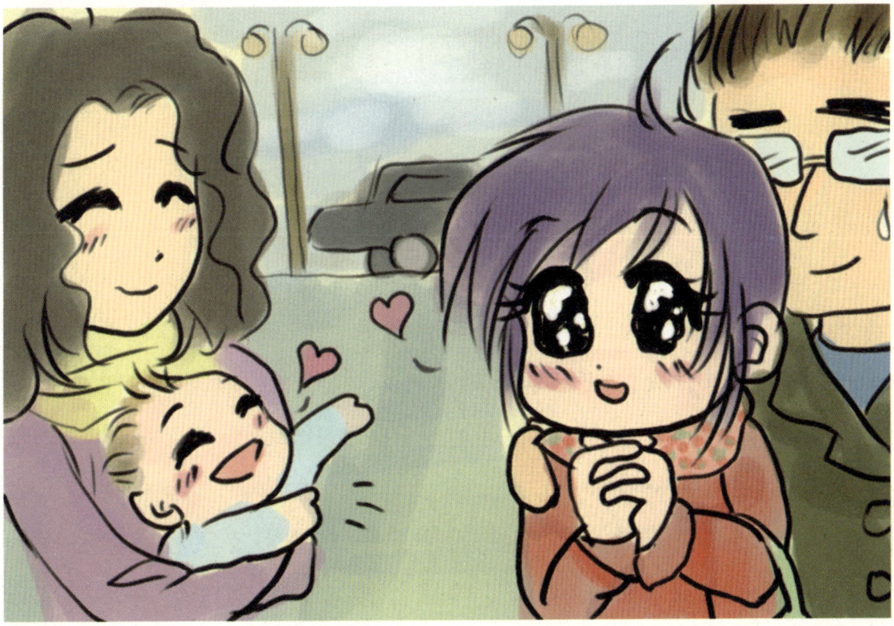

绪做斗争，如果可以，我好想现在就一把抱住贝塔爸，什么都不说，就那么抱着他，或者抱着其他任何一个和我及贝塔有亲密关系的人，是用拥抱来宣泄内心饱胀的动情还是用拥抱来体会这段时光带给我的意义和馈赠？我也不知道。

我甚至不知道自己为何如此动情，仅仅是因为看见一个小宝，想到不久的未来我也会拥有这样的一个宝贝？这不足以让我如此激动，但我却真切地感受到这份激动。它就那样和贝塔一起存在于我的身体里，我甚至可以体会到它的具体位置，似乎就塞在胸口，塞的心脏都有发酸的痛感。

然后我茫茫然地和宝妈告别，心里依旧在和自己的动情做斗争。贝塔爸以为真是悲伤，反复地批评教育了我一路，大意是不懂我为何伤感，而我，也不知该如何表达自己的情绪，只能抚摸着肚皮，告诉他，妈妈正在很动情地想着他。

【后记】利用这个敏感时期学点什么

虽有老话儿说，一孕傻三年，但事实上，很多妈妈利用这个时期实现了前所未有的突破。

也可能是孕期荷尔蒙的刺激，让原本多情的女性更多情，很多妈妈在这一时期新获取了一些感情领域的技能，比如画画，比如弹琴，比如书法，任何零基础都可以学，还可以写写小文章。

妈妈们的最初动力多半是为了胎教，但教了宝宝的同时也培养了自己，真是一举多得。

也有的妈妈孕期背下了圆周率，手工推导了某些高难公理的证明，魔方玩到了四五阶，贝塔妈自叹不如。不过利用孕期这难得的自在时光（是说时间上的自在，不用买菜、做饭、洗碗、洗衣服，以及其他任何家务），接触些对自己来说全新的东西（体力运动不推荐），胎教的同时也提升了自己，也是件美事。

胎动与胎教

随着孕周的加大，贝塔的小别墅已经初具规模，贝塔爸不知从哪里看到，孕十六周后要开始进行胎教，于是就时不时地问我：“你开始胎教了吗？”

“教了呀。”

“怎么教的？”

“我每天隔着肚皮抚摸他，给他爱的感受，叫他从身到心体会到妈妈的爱，这对他的心理发育是很有好处的！”

“你可拉倒吧，当我不知道，你每天隔着肚皮用手指头戳贝塔，和他说：‘小懒猪，你怎么还不动呀，来，动一下给妈妈看，来，妈妈动一下，你就动一下好不好？看，妈妈戳你了，你也戳妈妈呀’，你是不是这么干的！”

好吧，我确实是这么干的，我还根据B超结果的描述，在肚皮上圈出贝塔的小脑袋、小肚皮的大致位置。我可不敢戳人家的小脑袋，小心戳笨了；也不敢戳人家的小肚皮，小心戳到脐带；戳胳肢窝附近的地方好了，痒痒了还会笑一笑。不过我们的互动暂时没有结果，估计是时候未到，小东西暂时还没有过响应。

贝塔爸不认为是时候未到，他认为是我做得不好，宝贝懒得理我。

“你从来不按时胎教，贝塔和你没有建立起身体之外的其他链接，不管是文化上的还是精神上的，他凭什么要理你？”

“我想教的，没有条件呀！”

“要什么条件，我听听。”

“不是说，身教胜于言传吗？我想身教的。比如，你带我去吃辣火锅，然后我拉肚子，我就会告诉宝贝，小朋友不能贪吃，不能吃自己身体不耐受的东西，否则会肚子受苦的。再比如，你可以给我买一堆薯片、雪饼、彩虹糖、海苔、蛋糕，我吃完就吃不下饭了，我就可以告诉宝贝，小朋友不能在饭前吃好多零食，这样就吃不下正餐了。再比如，你可以买橡皮泥给我呀，我可会捏橡皮泥了，什么巧虎呀、机器猫呀、花花朵朵呀，都捏的很好！宝贝在肚子里面看着，就肯定也是捏橡皮泥高手，不会像他爸爸，只会捏各种颜色的蛇……”

不知贝塔爸是气吐血了，还是对我绝望了，总之从上面对话的第二天开始，他翻出来家里尘封已久的萨克斯曲碟片，以及看起来甚至比我还古老的安徒生童话，要每晚准时与贝塔建立“精神上的链接”。

于是每晚，我家的挂式 CD 机中准时飘出那舒缓悠扬的曲调，可能因为这是我从前最喜欢的碟，里面的旋律太过熟悉的缘故，每天的这个时间段我都觉得，哎呀，身体好缓和，心情好放松，音律好舒缓，人好想睡。

之后贝塔爸就会“咿咿呀呀”开始讲故事，每天一篇，那美妙的安徒生童话，被贝塔爸用关谷神奇大师兄（关谷神奇，电视剧《爱情公寓》里的男主角之一，至于他大师兄，看过电视剧的都知道，他说话是，这……个……样……子……的……）的朗诵风格一路读过去，叫人感觉到，哎呀，身体好暖和，心情好放松，耳朵好受苦，人好想睡。

这叫人昏昏欲睡的胎教风刮到第十天左右的时候，突然

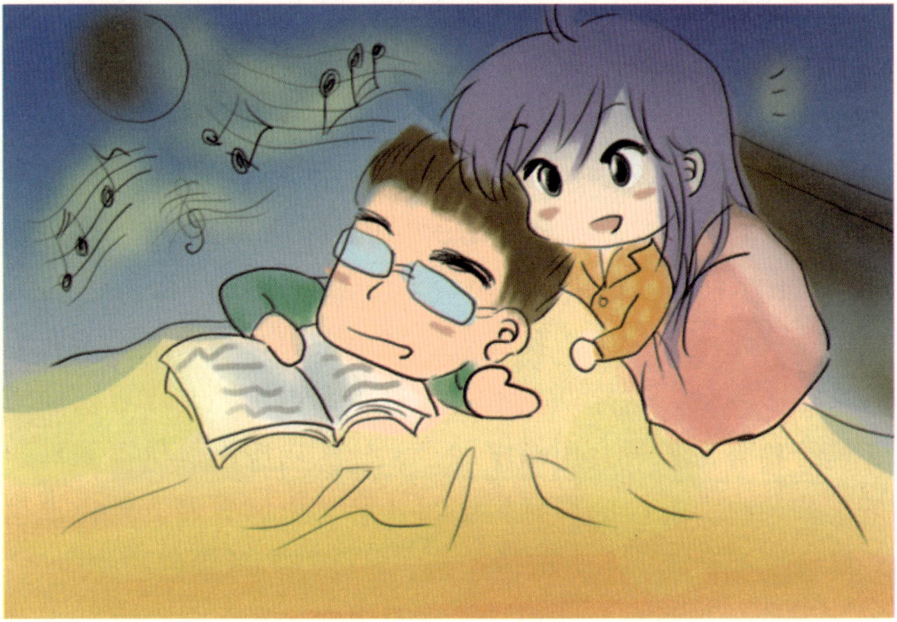

有一天，如关谷神奇大师兄般的贝塔爸在深情朗诵的时候，我突然觉得肚皮"腾"地跳了一下，就像有人在里面戳了肚皮一把！好家伙，贝塔开始动啦？

"报告，贝塔好像动了。"

贝塔爸爸不以为意，看了我一眼，继续朗诵。

"报告，贝塔真的动了。"

"是不是不想听这个故事了，那我们换一个。"

"哎呀不是啦，贝塔真的动了。"

一听是真的，贝塔爸也来了劲："和我说说，是什么感觉。"

“像羽毛拂过肚皮，不是这种感觉；像小鱼在肚子里面吐泡泡，也没那么文艺……”

“那到底是什么感觉呀？”

“我不知道如何描述，就是‘腾’的一下，很神奇的感觉。”

贝塔爸一脸狐疑地看着我，认真地想了想后说：“我觉得你多半是错觉，可能只是你的肠管在蠕动，或者是想放屁，如果真的是宝贝在动，你怎么会描述不出来是什么样的感觉呢。或许，若干天后，宝贝真的动了，你才知道，哦，原来那天真的是想放屁，今天才是真正的胎动。”

“哎呀，真的是贝塔在动啦，就是那种，‘唧啾’‘唧啾’的感觉。”

某人顿时和打了鸡血一样：“‘唧啾’是一种什么样的感觉，能不能扩展地描述描述，听起来很神奇的样子。”

报复的好时候来了：“当然神奇，你这种肚子里面只有肠管在蠕动，或者只有屁在游走的人，是不会懂得的。这种感觉，只可意会，不可言传。”

在之后若干天里，贝塔爸坚持不懈地每天都追到我的屁股后面问：“宝贝今天‘唧啾’了吗？”虽然直到很久很久以后，他从肚皮外面可以摸到宝贝的跳动时，才知道这个“唧啾”是一个什么样的感觉。

“原来就是那样的拧一下，扭一下，就那么轻轻地动一下呀！”

“难道不神奇么？”

“好吧，神奇，是很神奇，我也觉得除了‘唧啾’，我想不到其他更合适的词汇。”

这个故事告诉我们，胎教因孕妈而异，对于我来说，或许看一些不费脑子的小读物，发发呆，玩一些魔方、橡皮泥之类的益智小玩具，或者干脆什么都不做随便和宝贝说上两句话，也是不错的胎教，因为我真心把自己融入了其中。

这个故事还告诉我们，胎动的感觉，只有自己才知道。就像小马过河，不是别人说水到哪里就到哪里。贝塔的胎动，不像羽毛拂过肚皮那么空灵，不像小鱼吐泡泡那么唯美，他带给我的感觉，就是一种独特的、叫做“唧啾”“唧啾”的感受。

【后记】记住第一次胎动的时间

盼胎动，应该是所有妈妈孕中期的必修课，就像种下一颗种子，天天小心翼翼地浇水施肥，谁不盼着看见小苗的那一天呢？虽然从B超中，从各种验血数据中我们知道这颗苗早就长起来了，但在我们的肚皮异军突起之前，只有胎动能叫我们更加感性也更加真切地感受到小苗的存在。

小苗动啊动，绝对不是在我们这里刷存在感。事实上，胎动也是孕期的一项重要指标。比如孕晚期，医生会要求每天拿出三个小时数胎动，每天胎动次数的总和要基本保持恒定。但在孕中期，宝宝的胎动还不稳定，不需要这样精确的监控。偶尔几天不动，过几天又动的很频繁，这些都是正常的。只要动的力度一点点变大，慢慢有越来越稳定的趋势就是正常的。

尽情地享受胎动带来的幸福感吧，不要忘了记住第一次胎动的孕周哦，进产房后医生会问的。

排畸正传

当我边把自己的头埋在B超单中大读特读边慢慢踱出超声检查室的时候，贝塔爸正在检查室外的等候区焦急地张望。看见我从里面走出来，他就飞奔过来：“贝塔一切都好不？”得到了我肯定的答案后，他长长叹了一口气：“真是脱层皮！”

贝塔爸说的不夸张，这排畸B超，还真的叫人脱层皮，对于我来说，是心理上的，对于贝塔爸来说，是心灵和身体双层的。因为医院规定排畸B超必须挂B超专家号，而B超专家号需要提前一周自己到挂号大厅里面的机器上面挂（不能在网上操作）。且这个号很紧俏，一天就放20个，于是贝塔爸提前一周在一大早3点钟，踏上了排队挂号的旅程。

挂号机6点开始放号，但贝塔爸4点钟来到挂号大厅的时候，里面已经等候了无数的准奶爸。“这真是一个准奶爸集中营，一个良好的孕产妇照顾方法学习课堂。”贝塔爸回来后感慨地说。他利用等待挂号机放号的两个小时里，记录了无数通乳师、月嫂的联系方式，都是其他奶爸的朋友向他们推荐过的；同时也记录了几个前辈奶爸的联系方式，说回头有问题可以电话请教。

产检医院的排畸B超是孕20周的时候做，也就是孕5月。

孕5月在等待挂B超号的队伍中算是很年轻的月份，排队奶爸的宝贝大多都有6个月、8个月甚至9个月大了。所以此次排队，贝塔爸觉得自己似乎掉进了知识的海洋里，从后面孕检的流程，到孕妇可能的变化，通通有前辈言传身教。同时，这也是一个负面消息集中的地方，在这里贝塔爸听到，有宝贝都6个月大了，排畸检查没过，只能被迫引产。感谢贝塔爸，虽然我在网上也看了一些这样的负面消息，但贝塔爸没有把身边如此近距离的坏消息带回家，而是自己消化在了路上，没有带给我更多的紧张与担忧。

转眼等到了做排畸B超的正日子。充满仪式感地完成了出门前的准备工作，踏上了前往医院的征程。坐在检查室门外等待叫号的时间真难熬，每一张出来的脸，都被我仔细研读，看见有部分准妈咪皱着眉头出来，心里就有一种往下沉的感觉。还好，等了1小时后终于轮到了我。

后来贝塔爸说，他要感谢挂号那天一大早4点钟在挂号室的等待，这使得他认识了很多的“难兄难弟”，进而使得他在B超室外等待的时候还能遇到当时一起挂号的战友，和战友们聊天，心情得到了片刻放松。

我在B超室内的心情却没有那么紧张，就像终于坐在了考场上的学生，终于进了面试小屋的应聘者，反正谜底马上就在眼前。

B超医生是一个四十多岁的中年男人，一副慈眉善目的样子，我按照要求躺到B超床上后，他可能想让我放松心情，竟然开始讲笑话，讲完后周边的两个助手很配合很捧场地笑了起来，我想了想，也配合地笑了笑。但我不敢笑出声，怕有声音干扰B超效果，也不敢有大幅的肚皮抖动，怕肚皮有位移影响到B超。于是只能抽动面部肌肉数次，表示我在捧场，在笑。

可能是我的表情太过狰狞，B超医生看见后问我："怎么了，哪里不舒服？"

"没有，您的笑话很有意思，我笑一笑。"

自觉讨好成功，我开始小心翼翼地发问："医生，我家宝贝是兔唇吗？"

"应该不是。早期有过什么特殊经历么，怎么特别关心这个问题？"

"没有特殊经历，就是担心，他两个耳朵都是全乎的吧？"

"头部外观都正常。"

"那脑中有没有积液呢？"

"这个月龄或多或少都会有一点，但正常范围内。"

"手脚活动都正常吗？两只手两条腿吧。"

"现在看起来是的。"

"那，我能问问，他两手两脚加一起，一共是二十个指头不？"

估计医生终于被我问烦了，他说："你还知道哪些毛病？"

摸不准医生的态度，我不敢发言。

"我知道的毛病，比你知道的要多很多很多种。"

我赶紧点头："是的是的。"

"你说的这些我都会看。"

"是的是的。"

"我没告诉你有事儿就是没事儿。"

"是的是的。"

“那你为啥还一个一个地问我呢？”

“我，我，我担心。”

“你们这些孕妇，不知道做些有意义的事情，多去放松放松心情，吃好休息好适当胎教，反而把精力都用在这些医生完全会帮你做好的事情上。你倒是听说了不少种小缺陷是吧，我现在告诉你，你上面问的除了肢体运动性和脑积液外，通通都不是事儿。”

说到这儿，医生的态度缓和了一些，表情也变得温柔，他说：“每天啊，我都要给好多个孕妇做排畸检查，每躺好一个孕妇，拿起探头的时候我也会紧张地想，千万不要有严重的先天性心脏病，千万不要神经管畸形，脑部光环一定是要有的，脊柱一定是要连续完整的，也千万不要有消化道畸形，小食管、小胃、大小肠以及小屁眼，该有的可都得有啊。”

“是，是。”我接应道。

“所以，我们的紧张也不比你们少，因为我们知道的远比你们多。你们关心的那些，在我们看来都是小问题，没有我说的那些大灾难，我们就都可以庆幸了。行了，别紧张兮兮的，问我点别的你感兴趣的吧！”

我对医生的良好态度和耐心教导感激涕零，掏心挖肺地再找几个问题：“宝宝腿直吗？长吗？是不是大长腿？”

“直不直看不出来，现阶段看，腿长在正常范围，但不是大长腿。”

“哦哦，他是圆脸还是长脸还是鹅蛋脸啊？”

“这个，看不出。”

“那他是单眼皮还是双眼皮？”

“这个是由基因决定的，双眼皮显性遗传。我看看你这个当妈的是什么眼皮。咦？你一单一双的，那你家宝贝不好说了，反正我现在看不到那么细节的东西。行了，别问问题了，回去好好休息吧。”

当我出了B超室，向贝塔爸转述我和慈爱医生的对话后，贝塔爸问出了几个同样哭笑不得的问题：“有没有问医生宝贝的手是不是又细又长，适合不适合学钢琴呀，也没有问宝贝睫毛翘不翘密不密，以及脸上有没有小酒窝……”

【后记】我们要用什么样的心态等待排畸

平时逛育儿论坛，看见有妈妈们说，当宝贝问妈妈“我是从哪来的”这个问题的时候，妈妈总是不知道如何回答。有一天，我看见了一个挺文艺挺唯美的说法：

如果我的宝宝未来问我，他是从哪里来的，我要告诉他，他是从天上来的。他们本是天上的小天使，每当天空出现火烧云的时候，它们就会排队列在云彩上选妈妈爸爸。他们闪动着小翅膀，叽叽喳喳地向下看，看着路上来来往往的夫妻和情侣，看他们是恩爱，还是疏远。如果他们看上了哪一对，相信他们之间足够有爱，相信他们会把爱延续到小宝贝身上，他们就会飞下来，或变成雨滴，或变成空气，甚至变成灰尘，掉到妈妈的嘴巴里。从此，妈妈肚子里面就有了小宝贝，小宝贝在妈妈肚子里面休息、玩耍、长大，在妈妈肚子里面修建自己的宫殿。当他休息够了、玩累了、足够大了，就会嘭地一下跳出来，变成一个小小人。

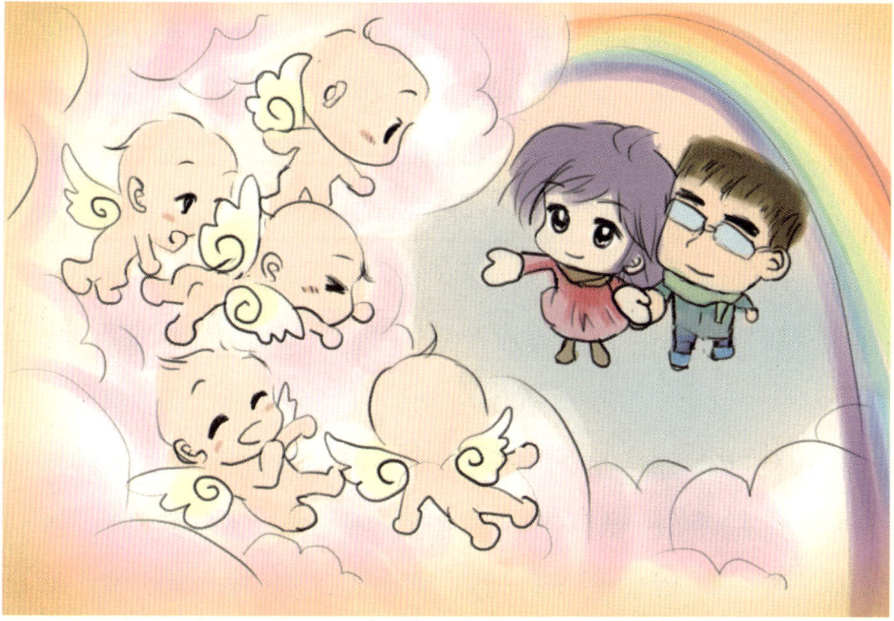

这段唯美的文字叫我动容。我相信贝塔是看上我的那个小天使，就因为信任我才会选中我，他想好了要做谁的宝贝，要做什么样的宝贝后才来。他信任我，我要尊重他的选择，就算他喜欢带着6个手指头来找我，也是因为他希望我们成为一对特别的父母，他成为一个与众不同的小小人。

所以，我觉得面对排畸等这种我们无法控制的检查，我们能做的只是平心静气，尽量不要去想很多，尽量平静地去面对一些可能出现的结果。因为，那是宝贝自己的意愿，就像他那么信任我们一样，我们也要相信他。

不能不提的糖耐

就像孕中期不可不说唐筛一样，孕中期另一项不能不提的检查就是糖耐。虽然都有一个发音“tang”，但此糖非彼唐，糖耐全称“糖耐受度测试”，是血糖监测的一种方式。据说早几年，产检的时候不是全体孕妈都做糖耐受测试，而是没有通过糖筛的孕妈才做，注意，是糖。糖筛是糖耐受测试的“低阶版本”，测试的是空腹血糖和餐后一小时血糖，只有当这些检查出现问题的时候，才会安排孕妇做糖耐受测试。在糖耐受测试这里，餐变成了货真价实的糖，一般是75g的白砂糖，餐前餐后的两次抽血也变成了糖前一次、糖后一小时一次、糖后两小时再一次的三次抽血（不同医院规定不同，现在有些医院的检查也是从糖筛做起，这里说的是贝塔妈产检医院的情况，已经越过糖筛这一步，直接到了糖耐）。

为什么医院如此重视孕妇的血糖？据说这和胎儿的健康息息相关，如果血糖过低，胎儿会吸取不到足够的养分致使生长过慢。但现代社会少有这种情况，更多的是血糖过高。血糖过高有什么坏处呢？胎儿在肚子里会成长过快，巨大儿（出生时体重超过八斤）就是这么来的。

人体很奇怪，肚子里面多了一个合法异物，身体的每一项指标都会因他而变化。我想指标变化的初衷应该是更好地为这块小异物服务。血糖是由胰岛素控制的，我不懂医，不知道这块小异物与胰岛之间的关系，或许是存在竞争？所以在小家伙成长的过程中，人体自动调低了胰岛的分泌功能。而胰岛素含量降低了，血糖就会升高，得糖尿病的原理如此，孕期血糖过高形成孕期糖尿病，原理也是如此。这里面，整个逻辑是这样的，怀孕了，胰岛会不那么好用（为什么会如此本人并不知道，前面的说法——竞争，仅仅是瞎猜）；胰岛不好用，血糖会上升；血糖上升了，对胎儿会有坏作用。这可能就是所说的好心反而办坏事。

不少妈妈就会因为怀孕时血糖上去了，其中的一部分产后血糖就下去了，但可怜的另一部分则没降下来，变成了真正的糖尿病人。糖尿病真是一个烦人的病，对于饮食真是小心之又小心，真是要时时小心、处处留意地过日子。所以医生从胎儿和孕妇自身两个角度，都有管理孕妈血糖的必要。

前面说孕期胰岛不好用了，靠胰岛自动调解血糖就不太见效了。以前没有糖尿病的孕妈，这个时候也可能会出现胰岛消灭不掉那么多血糖的情况。这事儿得管啊！医生就想出了糖耐受测试这个法子，我给你吃那么多的糖，我看你能不能消化得来哦？能，那还行，自己回去自觉点；不能啊，那没办法，只有医院帮你管理嘴了。

按说现在大家都不缺营养对不对？管个嘴，少吃点甜的油的，应该也不是什么大事啊。但您别忘了，孕妇两张嘴，那是时刻爱饿啊。所以这血糖，医生重视，因为高了影响大人孩子的身体健康；孕妈自己重视，除了担心胎儿，也有一部分原因是担心嘴被管制。

贝塔妈和白孕妇，是孕期相差不到一个月的两同事，第一次糖耐受检查都没通过。不通过的后果是，根据医院的要求规范饮食，一月后再来做一种叫做“大轮廓”的复查，如果届时还不能通过，就要“收监入院”由医生全盘接管你的日常吃饭问题了。

“大轮廓”是一种更严格的血糖检查方式，全天 12 个小时，每隔两个小时抽血验尿一次，全天一共抽 7 次血，验 7 次尿。您说验血糖抽血就行了，还验什么尿？是这样，这个检查和糖耐受不一样，后者就是固定那么多糖灌下去，相当于你摄入的糖分是固定的，而前者，要求你是在正常饮食下做测试。但这个正常饮食医院怎么判断呢？人饥饿了，肚子里面的糖分用光，就会动用身体里面的脂肪，所以减肥的人才要少吃。脂肪分解的时候，会产生一些“废料”，这些“废料”要随着其他废品一起代谢出去，那么尿里面的“尿酮”，就是这废料（或者是这“废料”中的一部分）。所以验尿，就是验这个尿酮，作用是为了监督，你到底是不是在饿着肚子做测试 。好吧，写到这里才发现，原来医生对病患也是如此的不信任。

女人没有几个不喜欢折腾自己的体重。就像女人永远觉得自己的衣柜中少一件衣服一样，我们女人也永远觉得自己的腰上多一块赘肉，所以恨不得一天三次地提醒自己：少吃，不然要胖！但怀孕就不一样了，孕妇么，谁能嫌孕妇胖呢？就算再胖的姑娘，怀了孕后也会对自己说：我终于可以冠冕堂皇地大吃特吃了。人都是馋的，什么东西才能让我们大吃特吃，自然是那些香甜的。什么样的香啊，有油水的香；什么样的甜啊，糖分多的甜。糖耐受测试前我们体内积攒下的糖，就是这么来的。我和白孕妇都没逃掉“大轮廓”的命运。所以在前后自行管嘴的那段时间里，我们互相交流了很多经验。对照着医生列的饮食表，才发现前期我们的饮食是有多不合理，白孕妇一天可以吃三斤水果，而我一顿饭就着锅包肉、红烧鱼这种“横菜”，可以吃掉两大碗米饭。水果和米饭，从外形到口味，从体积到形态都各异，但它们到体内都会转变成一样东西，那就是血糖。

管嘴的日子有人一起陪伴效果果然会好一些，这就和减肥要找个伴儿是一个道理。每天共享前一天的饮食清单，谁感觉自己吃的比另一个多了，仿佛就觉得自己落后了一般，恨不得今天加倍控制。孕妇的胃口也是可以饿小的，我和白孕妇均在一个月的控制后，顺利通过“大轮廓”检查，逃过了“收监入院”的“后果”。而候诊室里面认识的另一位孕妈战友，则不幸因此住院监控了至少两周，每顿只给一点点

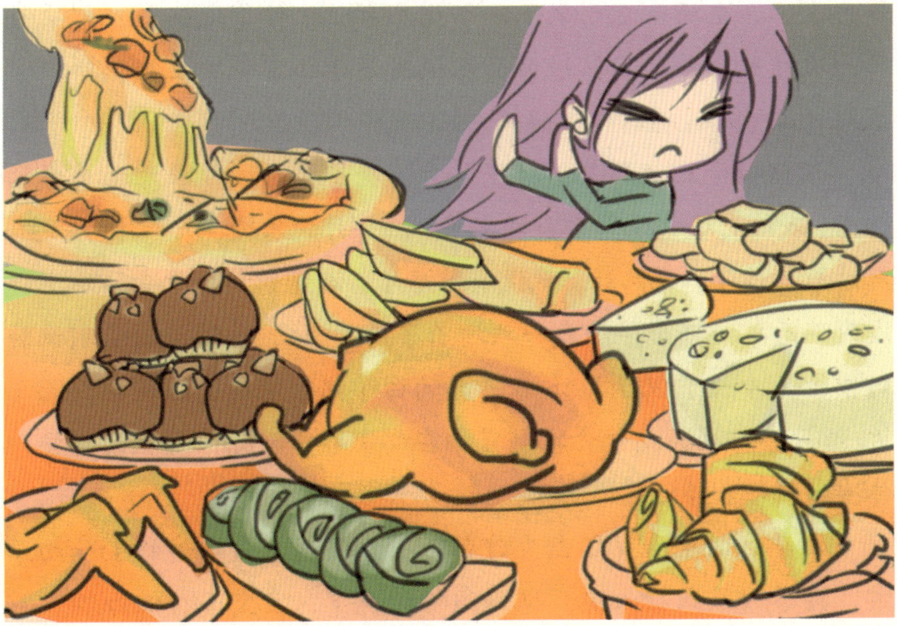

吃食，还极其清淡，每天餐前餐后验血糖。

写到这，一篇既科普又流水线一样的文章，也就到了尾声。我还应该说点啥呢，我想如果可以重来，我不会再在孕早期，体重翻着跟头上涨的时候，还傻乐傻乐并到处宣扬且不加控制，我想贝塔爸也不会面对我上涨的体重乐乐呵呵地说："孕妇胖点没事。"还是那句话，早知今日何必当初，送给"后面"的姐妹们共勉。姐妹们，还得管住嘴。

【后记】糖耐不是考试

带着考前突击的心态，糖耐前，我给自己停了一周的水果，以西红柿和黄瓜代替；给自己停了一周的米饭，以玉米糊糊等低糖主食代替；给自己停了一周的各类零食，基本靠水煮菜和水煮蛋为生。甚至还给自己来了一场模拟考试，偷偷地跑到医院去查了一次空腹血糖，不算很低，但绝对不是正常值的上线。所以自己对一次性通过糖耐信心满满。

但糖耐受测试还是"挂了"，"挂了"后，带着考试补考的心态，我给自己停了一个月的水果、一个月的米饭、一个月的零食，然后补考过了。再然后，就没有然后了，我是说控制饮食的路上，没有然后了。整个孕期我一共增长了近 50 斤，而做糖耐受测试的时候，我才长了 20 斤。和我一起的白孕妇，糖耐受测试之前长了近 30 斤，而因为把饮食控制贯彻在整个孕中晚期，到生的时候，体重仅仅增长 40 斤。

白孕妇的宝和贝塔出生时都是七斤四两。白孕妇的宝一切正常，贝塔因低血糖入院，妈妈高糖环境下，宝宝容易低血糖。虽然我一直不愿承认贝塔出生时出现低血糖症状和我的饮食控制不到位有关，但我找不到更合适的理由。所以，我想说糖耐测试不是考试，血糖控制不是一时的举动。为了自己和宝宝，请在孕期管住嘴，哪怕生完吃成猪。

倒计时 99 天

对于我来说，今天是一个不同寻常的日子，截至今天，我已经陪伴贝塔走过了 181 个日日夜夜，再有 99 个 24 小时，我就会迎来和贝塔见面的日子。

等待的日子从三位数变成了二位数，这 99 天，是我挟天子以令诸侯的最后 99 天；这 99 天，是我揣着贝塔小心翼翼地吃喝拉撒睡的最后 99 天；这 99 天，是我提心吊胆地不知道宝贝在自己小宫殿里面过得如何的最后 99 天；这 99 天，也是贝塔完完全全只属于我一个人的最后 99 天。

过去的日子已经长达 181 天，这是不同寻常的 181 天，贝塔从一个小细胞长成小豆芽，从小豆芽长成小海马，从小海马长成大头小宝，又从大头小宝长成正常比例协调的小小人；贝塔妈从 52kg 涨到 62kg，从 1 尺 9 寸的腰围长到了 2 尺 5 寸，从尊老爱幼的好青年长成了被路人让座的对象；贝塔爸没什么变化，保持着每天看着贝塔傻笑、拍着肚皮亲亲、每早早起做早餐、每晚按时洗衣服的优良传统，保持着一个人艰苦睡地台的良好作风，没泡妞，没出轨。

过去的 181 天，说快也快，不经意间，肚皮就慢慢地高过了胸、大过了屁股，骄傲地高高隆起着。而过去的 181 天，说慢也慢，每天都在看手机孕期APP小贴士中度过；每周都有不同的营养任务和检查任务；每月都会长舒一口气，又向前走了一大步。谢谢贝塔、谢谢贝塔爸，过往的181天，我们相互搀扶地走过。

未来的99天依旧是我人生中无比重要的99天，我要珍惜这最后的挟天子的日子。工作的8小时，享受着来自同事的照顾：中饭永远按照我当日的喜好选择，懒得动可以随便撒个娇使唤哪位姐姐妹妹去打个水，连上厕所都有人陪。工作之外的16小时，享受着贝塔爸细致周到的看护，可以随意妄为地提要求：要求贝塔爸每天多个请安电话，隔一段时间随时问候贝塔；要求五音不全的贝塔爸唱歌、穿裙子给我看，说这是贝塔的要求；要求贝塔爸坐在床边看我睡着后才可以走开，说贝塔需要爸爸的抚摸才能安然入睡。未来的99天，我依旧可以这样持贝塔而娇，过着狐假虎威的日子。

这也是最后的小心翼翼和提心吊胆的99天，有人说孕期的生活最幸福，但我更多的是感觉到忐忑，一路走来，和玩游戏一关关打怪一样。从早期担心孕酮不足，到担心是否有胎心胎芽；从中期担心唐氏筛查的结果，到糖耐不通过后的控制饮食，再到B超排畸前的忐忑与紧张，一路过来，不可谓没有心酸。这些心酸都成为了后续快慰的调味剂，虽然偶尔有惊，但所幸一切无险。未来的99天，我可能还需要面对更多的关卡，胎心监测是否正常，是否有早产的风险，胎位是否有利于顺产，以及最后的大招，和贝塔一起努力帮他钻出小宫殿来到我的怀抱。

其实，对于我这个准妈咪来说，这未来的99天，更多的是值得珍惜的99天，这是贝塔完完全全只属于我一个人的最后 99 天。每天把他揣在身上的日子，只剩下 99 天了。99 天后，他不再随着我的开心而开心，不再因为我吃饱而快乐地扭动，我不再能够 24 小时和他在一起，不再能够捧着肚皮就可以和他说话，不再能够如此便捷地给他情绪上的安抚。但这却是每个孕妈不得不面对和经过的，他终究会离开我的身体，来到大家的怀抱，他终究会不只是属于我一个人。这使我想起一句话：看你长大，送你离开。这句话背后，除了欣慰和爱意，也有一些酸酸的感觉。终究，我们将分成两个；终究，我只能成为爱你的人中的一分子；终究，你将有你自己的生活。

而 99 天后，贝塔到来，我的新任务也会到来。我要立志成为一名合格的奶牛，吃进去饭，挤出来奶；我要立志成为一名合格的妈妈，他哭他闹，都不烦不躁，给他提供精神和物质的双重食量，用奶水和母爱给他足够的慰藉；我要

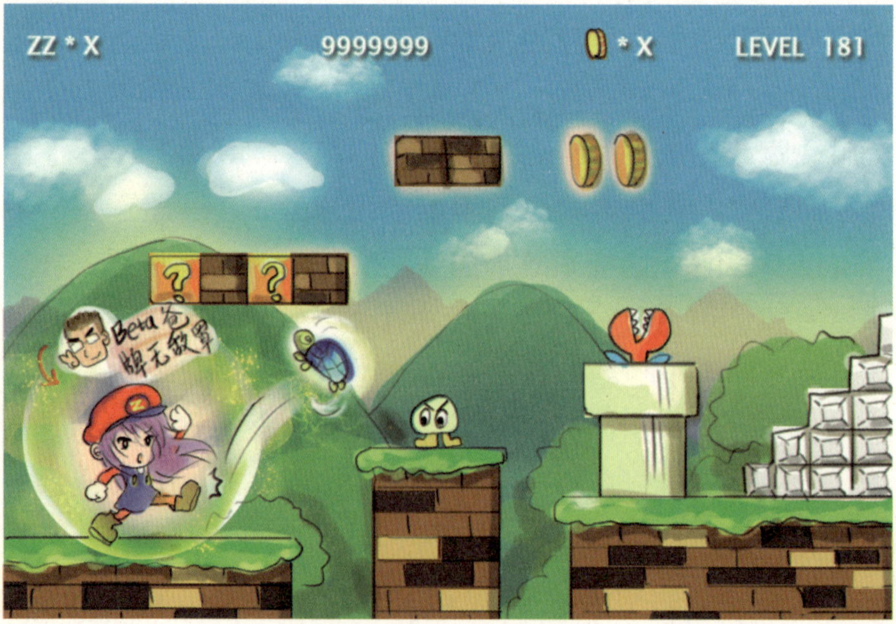

建立自己强大的心脏，不管遇到什么情况，保护着贝塔，守护着他。99 天后，我将从贝塔的载体变成贝塔的支柱。好重的担子，这就是所谓甜蜜的负担吧。

宝贝，通关前的最后 99 天来了，我们一起继续并肩努力吧。

【后记】致我们终将结束的连体生活

宝贝，或许你不知道，
我们正在经历着一段神奇的旅程。
我称之为，
我们的连体生活。

连体生活中的你我，
你是你，而又不只是你；
我是我，而又不只是我。

在我们连体的第一月，
你悄无声息地把自己埋进肉被子，
留给我无法言表的惊叹和感慨。

在我们连体的第二月，
你用你的激素改变着我的味觉，
我通过你的“尺寸”想象你的模样。

在我们连体的第三月，
你通过各类检查指标告诉我你的健康，
我在一次次的呕吐中摸索你的口味。

在我们连体的第四月，
你通过我隆起的肚子宣布你对我的“统治”，
我通过我的永恒左侧睡表达对你的“臣服”。

在我们连体的第五月，
你以分分钟过唐筛的方式告诉我你的能干，
我以顿顿黄瓜西红柿的决心向糖耐宣战。

在我们连体的第六月，
你通过各种小动作向我传达你是男宝女宝的信号，
就像留课堂作业的老师，给了点提示，再给一点小提示，
就那么一点点，不足以解题，只让你心痒。
我“贱贱地”跟随你的提示，
虽百思不得其解，却又不屈不挠地反复思考：
你到底是一个俊小伙，
还是一位小小的美娇娘。

如今，我们的连体生活已步入第六月，
你通过我的眼睛感受世界，
我通过你的跳动感受你。
通过我的眼，
我们一起在明媚天气中神清气爽，在和煦春风中快乐愉悦，

一起品味静谧、享受欢愉。
通过你的动，
我们一起在你的活泼中开心，在你的调皮中欢乐，
最重要的，是在你的健康中心安，在你的存在中幸福。

未来，我们还有连体的第七月、第八月、第九月、第十月。
我们连体生活，
它终将结束。
但我想，即便在你终将成为你的时刻，
我也不再单单只是我。
你那圆润肉感的小肚脐，
预示着你我一生的连接，
这连接，虽无线，亦无限。

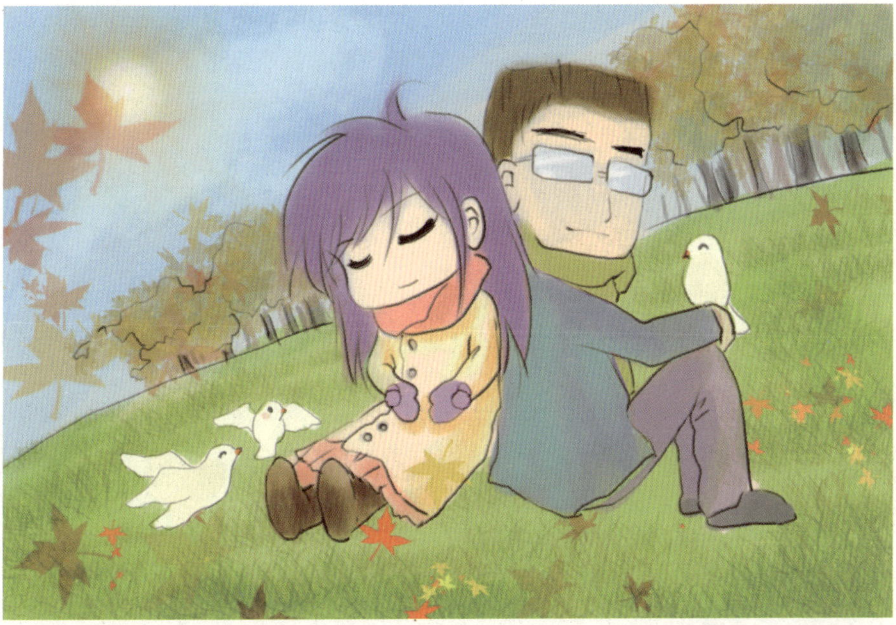

孕中期“干货”篇

众人口中“怀孕中最舒服的阶段——孕中期”就这样走完了，又到了这样一个总结的阶段。

思绪回到孕13周，那时候的我们早就确定了肚皮中的小东西长出了胎心胎芽，并在医院建了档案。小东西在妈妈体内复杂多变的地形中开辟了自己的一块天地，在医院寸土寸金的产房中也给自己预订了几天的房间。看起来一切顺利，可以结束年轻时代的打拼，一屁股坐在自己的九龙椅上享受生活了。

小东西如此，妈妈也如此。看起来好似过了当妈的预演和试用期，肚子里的小东西正式给自己发了一份转正通知书，终于可以持证正式上岗了。殊不知，真正的打怪生活才刚刚开始，最具杀伤力的几个孕期大怪都在这个阶段等着你。所以在这段难得的孕早期刚刚过、而孕中期的检查大怪们还没真正到来的美好时光里，我们一定不要辜负每一分每一秒，该折腾老公就折腾老公，该吃喝玩乐就吃喝玩乐。可能用不了几周，这些就会变成一件奢侈事儿了。

首先来的大怪是唐筛，大概在孕四月左右的时候。前面说过了，唐筛是个概率值，唐筛有两个评价尺度，一个是综合风险，一个是年龄风险。前者面对所有孕妈，也就是所有孕妇是一个比对值；后者是根据每个孕妇个人的年龄，不同的孕妇有不同的比对值。也就是说，当你得到的概率值小于标准比对值，且你的年龄风险值小于当前年龄的标准比对值的时候，你的唐筛检查才算通过。听起来很难，确实也很难，很多人就这样被唐筛结果说“不”。

幸运的是，唐筛是个概率值，它说“不”，并不代表宝宝真的有问题，这一点前面也说过。一般来说，唐筛结果出现问题，我们有三种选择：一、不理它，该干啥干啥，对应的风险是，我们要自己承担所有一切后果；二、做羊水穿刺，但是有流产的风险，据说是1/200，就是说，200个做羊水穿刺检查的产妇中，有一个可能就会流产；三、无创DNA，检查简单无毒副作用，缺点是也是一个概率值，医院并不认可。面对这种情况，每个人的选择大不相同，因为每个人有每个人自己的想法，怎么选都有自己的理由。

接下来的检查是糖耐受和大排畸，时间上都在孕五六月的样子。糖耐受检查的是血糖，前面说过了，检查血糖的标准过程是简单查查，仔细查查，有问题监管起来使劲查查。糖耐受是其中这个仔细查查的阶段，出于一些我并不知道的原因，很多医院现在砍掉了前面简单查查的这一步，直接上来就是仔细查查的糖耐受测试，包括贝塔妈产检的医院。所以糖耐受测试的结果，就是我们是否有孕期糖尿病的定性结果。是的，贝塔妈其实是孕期糖尿病患者。孕期糖尿病要严格控制进食，不只是在看医生的时候，这不是考试。孕妇血糖过高的危害很多，比如宝宝容易成长为巨大儿，再比如宝宝容易出现低血糖症状。应对血糖的问题，好像没有什么捷径可以走，只能管住嘴。所以我说，糖耐测试不是考试，血糖控制不是一时的举动。为了自己和宝宝，请在孕期管住嘴，哪怕生完吃成猪。

另外的一项孕中期大怪就是大排畸，排畸应该是所有妈妈都感到紧张的一个检查，这应该是整个孕期离“庐山真面目”最近的一次检查。小宝宝的小胳膊、小腿、小脑袋、小肚子都会被检查一个遍。赶上小宝贝正好屁股对着探头，医生还会要求你出去运动运动再回来，或者吃块巧克力。不过面对排畸，我们也不必过分紧张，原因很简单，就是紧张了也没用，这是一个我们无法控制的检查，也无法自行努力。面对这种我们无法控制的检查，我觉得我们能做的只是平心静气，尽量不要去想很多，尽量平静地去面对一些可能出现的结果，因为，那是宝贝自己的意愿，就像它那么信任我们一样，我们也要相信它。

除了这些大怪，孕中期的检查中，也会有如下需要注意的事项，包括胎盘低置和羊水过少。孕中期的B超，很多妈妈都会被告知有胎盘低置的情况。B超单上明晃晃地写着：“胎盘下缘抵达宫颈内口”或“胎盘下缘已全/半覆盖宫颈内口”。听着很吓人，好像胎盘随时都有可能从子宫中流出来一样。但请妈妈们不要担心，这里的低置并不是真的低置，而是因为孕期还短，子宫还未增长到能够使得胎盘脱离宫颈下沿的程度。也许没说明白，我换一种表达，子宫好比是一个梨子，胎盘是里面的核儿，一开始梨子还很小，核儿很大，于是就几乎占满了整个梨子空间。按道理梨子不应该是这样的，核儿要离开梨子屁股有段距离的呀。但这说的是大梨子，不是刚刚长出来的小梨子。那怎么办呢？不用怎么办，等，等梨子慢慢长大了，核儿自然就会离梨屁股远远的了（只是比方，事实上梨子的核儿又不是和胎盘一样充满整个“梨腔”）。一般来说，这种正常的胎盘低置的现象，到孕 20 周左右多半会自然消失，如果那时候还不消失，就是真正的胎盘低置，可能需要减少运动量，并随诊来保证安全。

羊水过少，是孕晚期常见的一种状况。羊水少，胎儿在宫内容易缺氧，如果羊水少到一定程度，可能要被医生要求强制终止妊娠（听起来很恐怖对不对，别怕，强制终止妊娠的意思，就是强迫你马上生的意思——多半是剖腹产）。要想苗儿秋天长得好，夏天、春天就要多浇水。孕中期多喝水，保持羊水一直在一个合适的水平上，对预防孕晚期羊水过少很有好处。一般来说，孕中期的 B 超上很少会报告羊水过少，因为孕中期胎儿还小，胎囊的体积还不是很大，羊水的需求量不是特别大，所以就会有妈妈孕中期忽略了补羊水，而孕

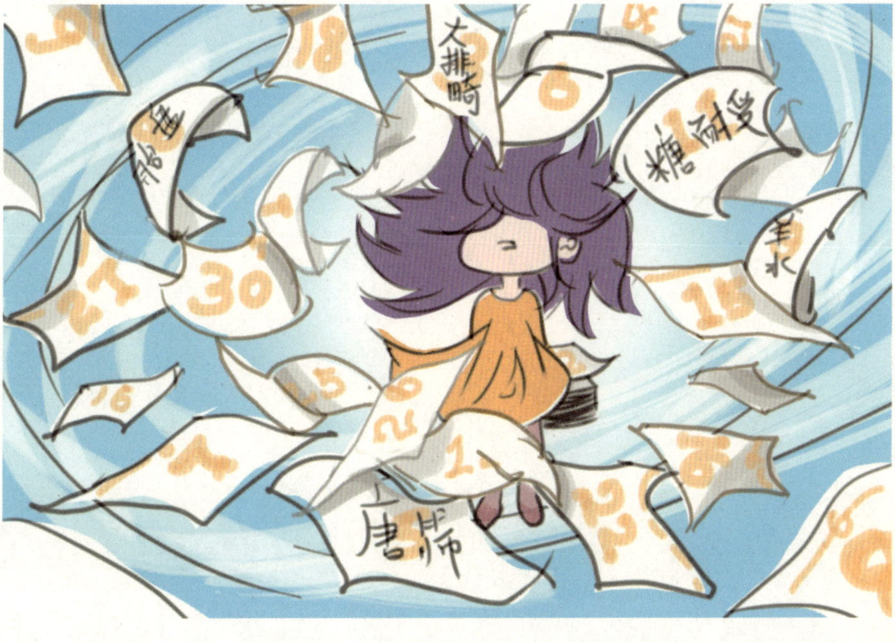

晚期出现羊水过少的情况。怎么补羊水？医生说了，人体都是循环水。你多喝多尿的同时，羊水自然也会涨上去。

而孕中期的B超上，都会给出胎儿的孕周估计，B超上估计出的孕周，反映的是胎儿大小的数值，对应的是在哪个孕周的水平线上。所以一定程度上反映了胎儿的发育情况。现代社会我们都营养过剩，胎儿发育迟缓的情况比较少，常见的都是胎儿过大，管住嘴，几乎成了所有孕妇在整个孕期的基本准则。

打着怪，升着级，总结着经验，调整着战术，肚皮就这样在不经意中，越来越圆，越来越大，就像一棵成熟饱满的大果子挂在腰间。打着怪，升着级，总结着经验，调整着战术，孕期就这样在不经意中，一天天变少，一天天溜走。孕中期走了，孕晚期还会远吗？

第三部分 孕晚期篇

——备万事待东风

孕期就像打怪升级，每通过一关，就会欢欣雀跃，每完成一个阶段，更会备受鼓舞。真正通关了，打开关底大宝盒，从中捧走一只贝塔的时候，却突然对此前经历的一切都模糊了起来。就像真的是在玩游戏，在最后 bingo 的时刻，剩下的只有最后的欣喜和兴奋，而之前的那些过往与历程，只在朦胧中化身七彩气泡，包裹着这颗胜利的果实。

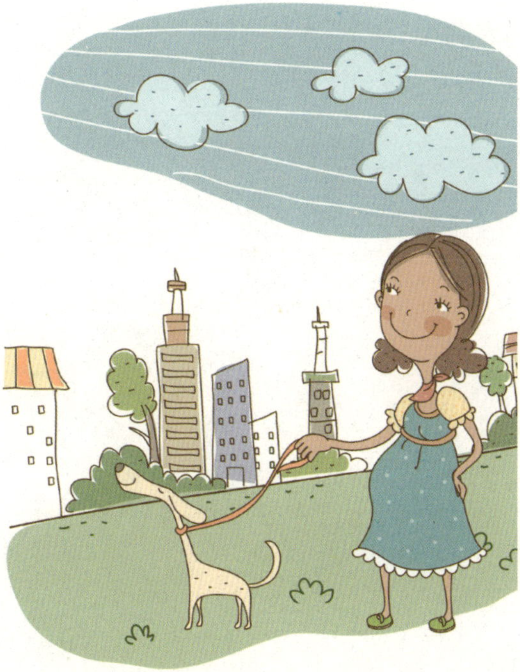

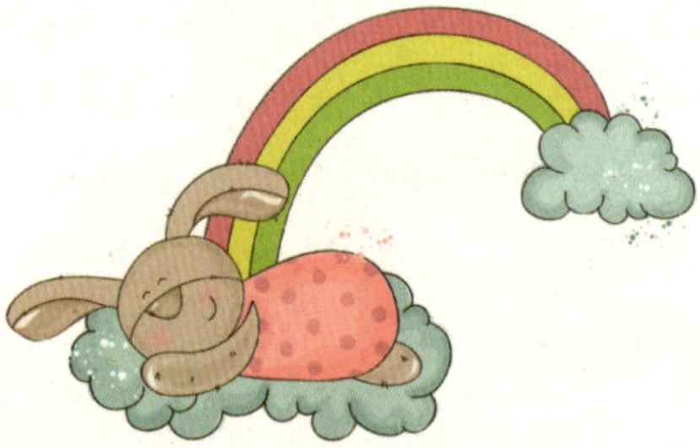

确定了是“招商”还是“建设”

为了确保胎儿的健康，贝塔妈产检医院的常规检查流程中安排了两次排畸。20 周一次，侧重观察胎儿面部、四肢等需要较大空间展示的部分，那时候宝宝还小，观察胳膊腿的运动情况比较清晰。28 周再做第二次排畸，这时候宝宝大一些了，侧重对内脏、脑部等“内部结构”的排畸检查。

对于我所在医院的孕妈们来说，28 周的排畸另有一番意义。内脏、脑部等“内部结构”的检查，20 周也都做过了一次，虽然那时候宝宝还不大，但一般来说 20 周没问题，28 周看出问题的很少。而 28 周的 B 超，如果跟 B 超医生拉拉关系聊得好，是可能提前了解到宝贝的性别的，于是大家都把 28 周的检查当成了性别提前鉴定检查。

网上习惯管男孩子叫做建设银行，管女孩子叫做招商银行。顾名思义么，生了女孩，未来是会从外面招商引资的；生了男孩，未来是要建家立业，然后去投资“招商银行”的。贝塔妈虽然对性别本身没有倾向，但出于好奇心的驱使，还是想提前知道肚子里面的是“招商”还是“建设”。

因为早通过各种孕期论坛知晓这家医院的风格，在做 28 周 B 超检查之前，贝塔妈向“前辈们”学习了“讨好”B

超医生的方法。有孕妈告诉我，和医生互动的“前戏”一定要做足，不然可能得不到预期效果。一进去就要拉关系，卖乖，不然最后直截了当地问男女，医生可能这样和你绕：

例一：

孕妈 1：“医生，我是男宝女宝？”

医生：“你喜欢男宝女宝？”

孕妈 1：“我都喜欢，就是好奇。”

医生：“你觉得是男宝就是男宝，觉得是女宝就是女宝，妈妈的预感可准了。”

例二：

孕妈 2：“医生，我前一段买了很多花裙子，您看我是能用得上，还是得浪费了？”

医生：“不会浪费的，那么小的小孩，穿什么都行。”

孕妈 2：“男孩子穿小花裙总是不好的么。”

医生：“男孩子的话可以定个娃娃亲，给儿媳妇穿。”

例三：

孕妈 3：“医生，我这个是穿小裙子的还是穿小裤子的。”

医生：“和前面的那一个相反。”

孕妈 3：“哦？那我追上前面的那一个问一下。”

医生：“可以啊，不过得看她的预感准不准了，因为她没问我。”

转眼到了我 28 周第二次排畸的日子，当天上午早早到了医院，守在 B 超科的外面。叫号叫到了我，望了一眼贝塔爸，贝塔爸一脸小孩子等待发考卷看考分，有点小激动、有点小期盼还有点小紧张的样子，顿时觉得肩上的担子很重，很有使命感。

听从了前辈的教育，要从一开始就献媚，带着一脸巴结的笑走进B超室，进门还没在床上躺下就和医生拉近乎：

我："医生您真辛苦了，一忙忙一天，累了吧，您喝口水吧，我这里等您。"

医生："呵呵，谢谢，我不累，你是第二个号啊，我才看了一个，不累。"

好吧，我承认这是我事先准备好的台词，谁知道贝塔爸这次挂号如此给力，如此靠前，忘记提前改词儿了。

我："呵呵，听说您喜欢吃麻辣烫。"

医生："哪里听说的啊。"

我："前辈孕妇说的，她某个指标不太好有些担心，您安慰她说肯定没问题，绝对没问题，如果有问题您请她吃麻辣烫。"

医生："我请她吃不代表我爱吃，可能是我觉得麻辣烫便宜呢。"

好吧，又拍马腿上了，我这逻辑是不严密。

我："医生……"

医生："来来，咱先躺下。"

好，发现自己说了半天，竟然还站在那里，大红脸……不好意思再开口，心里懊悔，这互动不利呀，局势不好，想起贝塔爸一脸期盼的表情，担子好重！

安静的半小时过去了，医生用一个探头在我的肚皮上左量右测，记录完这个记录那个，最后他收起当前正在用的探头，和我说了一句："一切正常。"而后拿起另一个探头，突然屏幕上的图画就变了，不再是黑白图片，变成在网上常见的那种黄色的四维B超图像的颜色，我一下子来了精神：

"医生，这是要看宝宝的脸吗？"

医生："对呀，咦，这娃娃的下巴怎么这么大，我看看你的，你老公下巴大吗？"

我："我想坐起来看。"

医生："等会儿，等我拍下来一张。起来吧。"

我无法描述我在屏幕上看见那一张小小的侧脸的感觉，真神奇，贝塔甚至连表情都和我一模一样，我使劲地向医生扬起自己的下巴，说："我就是大下巴，他是像我的，哪里都像，哈哈。"

医生笑眯眯地看着我："一开始那么拼命和我搭话，是不是想问男女啊？"

有点不好意思："确实是，不过您愿意告诉我就告诉我，不愿意我等 36 周 B 超的时候再问，这次的这个惊喜，够我兴奋这 8 周的啦。"

医生："行了，告诉你，提前准备东西去吧，可能是个男孩，别买布娃娃啥的了，多买点飞机大炮，不过不要买太多啊，小心这次没看清楚。"

谢过了医生一路捧着 B 超结果单走出来，贝塔爸依旧一脸期盼地等在那，冲过来第一句："贝塔好不好"；第二句："看见贝塔了吗"；第三句："男宝贝女宝贝呀"。我笑而不语，把 B 超单塞在他手里。这个不要脸的男人，竟然对着在我看来和我长得一模一样的小侧脸喊道："哇塞，可不就是我吗，和我长得一模一样，这大下巴，这鼻子，这脸型。"好吧，我懂了，或许在贝塔爸看来，我也是同样的不要脸。

许久之后，他才想起他最初的问题："贝塔是男宝还是女宝？"我想诚心逗逗他："医生没告诉。"贝塔爸貌似很

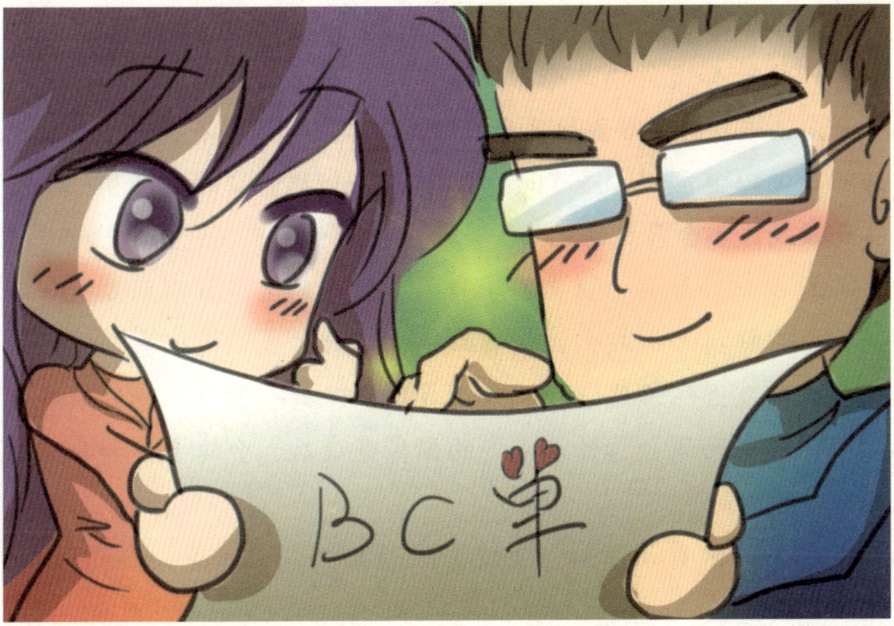

不以为意："那下次再说，这次有这个照片，可以乐呵上几周了。"

【后记】知道好，还是不知道好？

基本知道了贝塔的性别后，我却开始有些怀念猜测贝塔性别的日子。那时候啊，总在想，贝塔是男宝还是女宝呢？一会儿想，是女宝蛮好，可以给她买花衣服，穿漂亮的小裙子，给她扎小辫儿，在出门逛街的时候和她穿得一模一样。一会儿想，是男宝蛮好，最好还长得像我，克隆一个男版的自己，是多有趣的一件事情，我一定要把他穿的帅帅的，带出去好拉风。

现在知道了男女后，反而有点儿失落，不是不喜欢贝塔是个男宝贝，事实上贝塔是个女宝贝我也会同样地感到失落，失落于失去了遐想和猜测的乐趣，失落于谜底揭开后的那份空虚。

但提前知道贝塔是个“建设银行”还是“招商银行”也没有不好，起码我为他准备玩具和衣服的时候，可以更有针对性一些，而不是像以前那样，尽量地去选一下男女都能穿的衣服和一些男孩女孩或许都会喜欢的玩具，虽然这些助长了我买东西的热情。

所以想和孕妈们说，关于我们都好奇的宝贝性别问题，如果医院愿意提前告诉我们，提前知晓也蛮好，我们可以有针对性地准备。如果医院不愿意提前告诉我们，保持一份神秘感到最后更是一种难得的体会，带着更多的期待到最后，会给宝爸和自己增加更多的乐趣。

这不，宝贝儿在肚子里说，这事儿啊，回头你们自己问我，才最靠谱。

岁月中与我同行的女孩

当我还只有 6 篇文章的时候，我将这些文章发给了她，第二天，我收到了一组插图，每张都看得我泪眼婆娑。经常有人问我这些漂亮的插图是哪里搞的，和文章的内容真搭，每每这时候，我都会觉得有种甜蜜幸福的感觉。我不知如何表述这种幸福感，或许是种安全感，那种来自于拥有着牢固爱情、亲情的同时还拥有着永恒友情的安全感。

我不知道我该如何介绍我的这个她。闺蜜？我嫌这个词不够厚重，不能彰显我们情谊的恒久。后天亲人？我嫌这个词不够活泼，不能体现我们相处的轻松活泼。我只能原原本本地介绍，她是我大学室友，我们一直生活在一个城市，十三年了。

虽然我和我的这个她，每月甚至每周，都会找到各种理由聚在一起，但我们还是会将相识纪念日当做一年的大节日来过。感觉时间过得真快，从前的黄毛傻丫头，就这样人过而立了。我们时常在一起回忆那段真正够“青葱”的大学岁月，那段时光中，似乎永恒的主题就是吃喝和玩笑，真正是少年不知愁滋味。

大学时候我们都好吃，年纪小，胃口也好，两个人可以一顿吃掉三斤半装的水煮鱼配若干凉菜。那时候的我们迷恋肯德基、麦当劳这种洋快餐，有那么一段时间，肯德基推出一款叫做鸡翅桶的产品，六对奥尔良烤翅或者八对香辣炸翅组成一个桶。我们对其很雀跃，因为她喜欢炸翅我喜欢烤翅。我们常常跑进肯德基点两份鸡翅桶，嘻嘻哈哈的俩妞抱着两个桶，总是把自己吃过的骨头塞到对方的餐盘下，然后大声调笑："哈哈，你又吃了那么多。"

我们心中没有真的介意自己是显得吃多还是吃少，只是觉得这样很好玩。就算到现在，我们走到哪里，还是嘻嘻哈哈、叽叽喳喳不断，你说我是吃货，我说你很变态。再后来，我们化了"干戈"为玉帛，找到了其他的逗乐方式，我们说：俩人吃这么多显得多不好看啊，我们装作还有俩人要一起来吃饭，只是人还没到吧。于是我们边吃就边反复嚷嚷：怎么那两个人还不来，我们先吃吧，先吃吧。然后边吃边把骨头

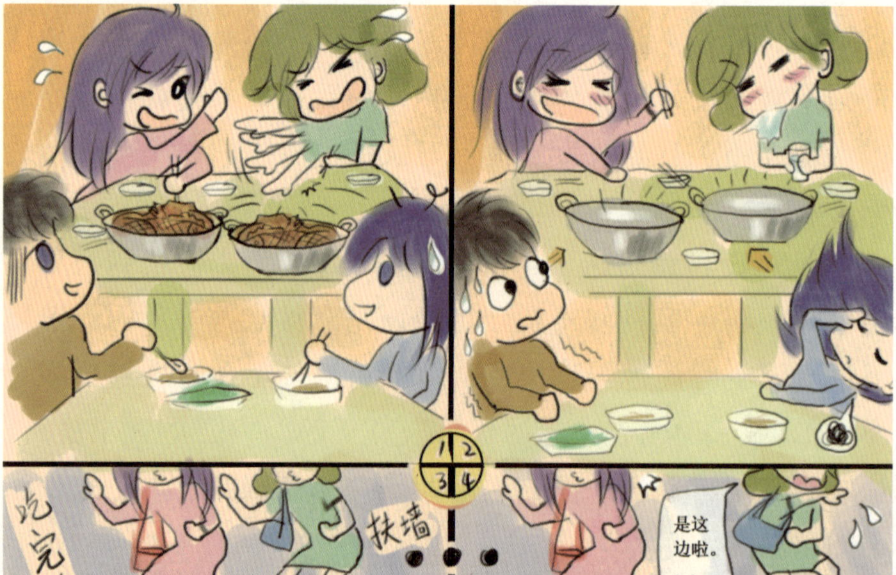

丢到边上的空位上。等吃得差不多了，继续嚷嚷：哎呀你说这俩人，吃完了就跑了，也不等我们吃完一起走。最后发出夸张的笑声，撑得扶着墙走出店门。

写到这里，我就哑然失笑，那时候的我们多可爱。截至今年，我们已经相识了十三个年头，我们依旧在一起吃喝、玩笑。我们很少正儿八经地在一起探讨问题，有时心烦，约对方出来聚，往往是简单说了下为何烦心，就懒得再去想那些事情了，觉得两个人这样在一起，玩玩笑笑，烦心自然就化解了，犯不上再拿出来叨叨一次。我们从来不当面说，我们在彼此最美好的岁月中是一个怎样的重要存在，但当和别人聊起对方的时候，我们往往会说，她是我最好的朋友。

我们并不相似，从性格到爱好。不脸红地说，我是小学霸，她是小懒蛋；脸红地说，我爱丢三落四，她生活整齐；更加脸红地说，我是假文青，她是真文艺。可能我们都是性格中有些浪漫和唯美色彩的人，所以我们走在一起。

曾经我们一起做过这样一个心理测试题目，说在给你两亿美元和让你回到 16 岁之间，你会选择什么？这是贝塔爸某次参加公司组织的周末培训——《成功人士的七个特征》时老师提出的一个问题，贝塔爸告诉我，班上 30 个同学，只有 4 个选择 16 岁。老师说，选择 16 岁，代表心理年龄的成熟。

我和她不约而同地选择了 16 岁，成了那个少数分子。我们不是心理成熟，我们只是都是性格中有浪漫主义色彩或完美主义色彩的人，或者说都是很感性很念旧的人，大多会选择回到 16 岁，重新走过从前的青春岁月，去变化着或者重温着那些从前的遗憾或美好。回到 16 岁，我们可以一一弥补过往的遗憾，就算生命的主线不能修改，但我们依旧愿意去美化一些细节。

“我给你留个通信地址吧，万一哪天我们回到16岁了，你给我写信啊，我们能早几年一起玩。”记得那天最后，她这样和我说。

【后记】荷尔蒙作用下的我们更爱歌颂亲情、友情和爱情

是不是雌激素、孕激素过高在激发了我们的母性的同时，也激发了心中其他那些爱。作为这篇文章的后记，我想到了一些红彤彤的小果子，那些来自于冬日的荔枝。

那些冬日里在东北吃到的荔枝，曾经为我装点出那么美丽的

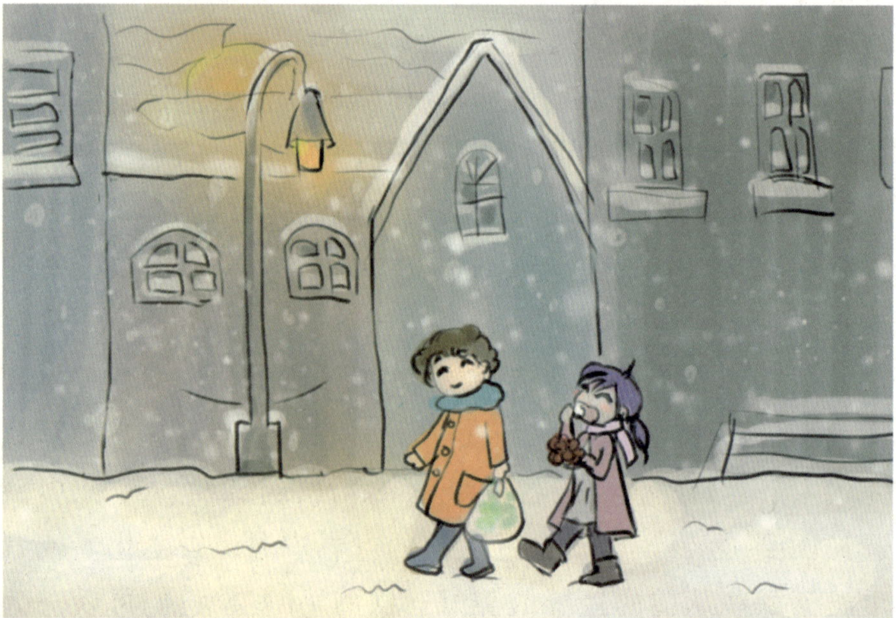

一幅画面。在大雪纷飞的黄昏，在陪贝塔姥姥“咯咯吱吱”地走在纯白的马路上，路灯昏黄的光映在雪上异常明亮温暖，我手中的荔枝抵得上贝塔姥姥手中所有菜的钱。我穿着雪地靴，一路剥着荔枝往嘴巴里塞，一路讲起学校里的趣事。时至今日，我依旧觉得有雪地、黄灯、马路、小人的图片叫我觉得异常的温暖。我依旧觉得星星点点的红映在纯净的白上，笼罩在淡淡的黄光下的场景，是极美的画面。

不知道在那物质并不丰富的年代，这些荔枝是贝塔姥姥多少件好看的花裙子。谢谢这些漂亮的红果子，谢谢你们传承给我的、对宝贝最温暖的情怀。

孕晚期的检查

孕晚期的产检，由最初的四周一次，缩短到两周一次，再后来变成了一周一次。

这都检查些什么呢？按说大排畸、唐筛、糖耐等重要的检查不都过去了么，还有什么要紧事儿么？

要紧事儿还有很多，比如说胎心监控。在肚皮上绑上一个扁喇叭样的听筒，通过机器监控肚皮内的宝宝的心跳，每次二十分钟。一般来说，这二十分钟内要出现一次胎动，对应的是胎心跳动的波峰；也要有宝宝平稳不动的时候，对应的是胎心跳动的波谷。波峰波谷的值都有范围，上不大于160，下不小于120。胎心监控可以较为直观地反映胎儿的健康情况，是医生在孕晚期很重视的一项检查。

同时胎心监控也是孕妈们都比较惧怕的一种检查，因为很难一次通过。你也不知道宝宝在肚子里什么时候睡着，什么时候起床，如果赶上做监控的那二十分钟里他懒得动，那对不起了，您这次检查失败，等待“补考”吧。什么？延长会儿时间？一会儿宝宝就醒了？你没看后面那么多孕妇等着呢，哪有那么多的时间。

所以在胎心监控这项检查，是孕妈妈们最显神通的检查了。有带着早餐边检查边吃的，据说进餐后一段时间，是小宝宝在肚子里面最活跃的时间，因为餐后血糖的供给充分。既然这样，有些妈妈索性就直接给宝宝喂起了巧克力，受到糖分和咖啡因（巧克力里面含有咖啡因，所以不要经常食用，但医生说偶尔少吃一些是无所谓的）的双重刺激，宝宝会运动得很猛烈。也有的妈妈直接对肚子做起了左右云手的动作，轻推到左，然后再轻推到右，还时不时地敲一敲，就差没和肚皮里面的宝宝说，起床啦，起床啦。

贝塔妈所在的医院，从孕 32 周开始做这项检查。因为事先汲取了前辈们的经验，每次在检查前几分钟吃早餐，贝塔倒是一直在肚子里面很配合，总是在餐后乖乖地活动上十分钟再睡去。

同样要紧的检查还有羊水量。羊水这东西，多不得少不得，如果过多，胎儿有先天畸形的嫌疑，如果过少，宝宝在肚子里就容易缺氧。虽说羊水量会一定程度地显现在排畸结果（先天畸形羊水过多）和胎心监控（羊水过少影响胎心）中，但这些都是较为严重的情况，所以 B 超还是直接检测羊水量多少的主要方法。

不同医院的情况不一样，但据贝塔妈了解，一般医院在孕晚期都至少会有两次 B 超检查，如果到了 40 周还没生产迹象的话，还会再安排一次 B 超。贝塔妈在孕晚期第一次验羊水的时候，被医生告知羊水偏少，羊水指数偏低。医生告知要多喝水、多喝豆浆，大喝特喝上几周后，第二次检查羊水量就达到了正常的范围。您要问大喝特喝到什么程度？我不知道刚刚好的程度是怎么样，总之，我是每天给自己规定喝满 3000ml，不喝完不睡觉，或许过了量，但也达到了效果。

所以孕晚期多喝水，是一个不二法则。

孕晚期还有个不二法则就是运动、运动再运动。因为孕晚期的体重和腹围也是个要紧事儿，体重增长过快，腹围增长过大，宝宝长地过快。这后果不只是不好顺产的问题，体重过重的宝宝，后续出现血液问题和智商发育迟缓的问题，都比体重正常的宝宝几率要大。

这一点，贝塔妈做得很不好，贝塔妈的体重，几乎是以一周几斤的速度，打着滚儿地往上长。肚皮也是呼呼呼地变圆。所以在孕 32 周，被医生下了最后通牒之后，贝塔妈开始了艰难的节食加运动之旅。每周体重上升尽可能地控制在一斤以内。每餐进食前计算卡路里，肉每餐吃一口，水果每天吃一个，饭每顿吃半碗，什么，吃不饱？没事，黄瓜、西红柿是管够的。这实打实地是一项说着容易做起来难的事儿，更别说是肚子里又塞了一张嘴的孕妇。靠信念是完不成任务的，被医生批评的羞耻感和踏上体重秤那一刻的罪恶感或许还能有点效果。

对于有孕期糖尿病的妈妈（也就是孕中期糖耐受测试没通过的妈妈， 包括贝塔妈），孕晚期的产检，还要每次检查都复测空腹血糖，糖妈们的晚期节食路很难，但一张张血糖化验单和一个个抽血针眼，应该也给了糖妈们不小的“闭嘴”动力。

医学上称孕 37 周为足月，也就是说，孕 37 周后，小宝宝随时都有出生的可能了。所以医生会在孕 34—36 周前后对生产方式进行评估，量骨盆、测胎位、摸抬头，骨盆不小于胎头大小且胎位为头位，最好胎头入盆，是可顺产的标志。

同时，这个阶段，医生还会对孕妇进行顺产教育，说剖腹产的宝贝在诸多方面会与顺产的宝贝有差距，剖腹产的妈妈也比顺产妈妈多很多并发症。而且剖腹产手术过程中可能会出现问题，进而将不得不面临二选一的抉择。听起来好恐怖，我想没有任何人会愿意面对自己和宝贝选一个的选择题，就算是这个选择权在自己手里。选自己，用自己宝贝的命换来的下半生，那会是永久的不安与内疚；选宝贝，你见证不到他的成长，你无法陪伴在他的左右，对于你个人来说，你的这些付出又有什么意义呢？

能否顺产，取决于上面说的胎头是否比骨盆小，胎位是否正。后者我们的控制力较少，但通过运动，也可以部分调整；而前者的控制，则又回到节食加运动来控制体重和腹围这个永恒话题上来了。

这么说，孕晚期的检查虽多，但对于孕妈妈来说，能做的大概就是：让孩子该动的时候动起来；让嘴巴该张的时候张起来（喝水），该闭的时候闭起来（吃东西）；让腿该迈的时候迈起来（运动）。

【后记】养好身体

年轻的时候我们都不知道身体健康的重要性，随着孕周一天天地加大，肚子一天天地变沉，人一天天地变憔悴，你才会发现，养好身体真的是大事儿，这种事情，不是当做临时的佛脚，抱抱就会有效果的。所以，我有如下倡议作为这篇文章的后记：

养好身体，不只是给宝宝当房子的这段时间，平常也要健康生活，积极运动，远离垃圾食品，远离不良生活习惯。我们的健康，不仅是宝宝的靠山、父母精神上的依靠，更是父母老年生活的保障、爱人中年生活的支撑，甚至于，我们的健康，它还是我们的孩子中年幸福生活的基础。

养好身体，特别是在给宝宝当房子这段时间更要去养好身体。所谓好苗不愁长，这十个月养得好，后面才能长得好。宝宝长的结实长得好，往小了说，是我们这十个月辛苦生活得到了最大的回报，往大了说，也是我们的小家庭未来生活的幸福源泉。

我们同时要督促自己的父母、公婆养好身体。有更年期综合征的战胜更年期综合征，现在省下的每一个脑细胞，都可能帮助他们远离老年痴呆症。尽可能地积极运动，现在积攒下的每个健康细胞，都可能成为未来和癌细胞做战斗的有力武器。他们身体健康，少给我们“找麻烦”，这是对茫茫人海中奔生活的我们最大的支持和帮助。

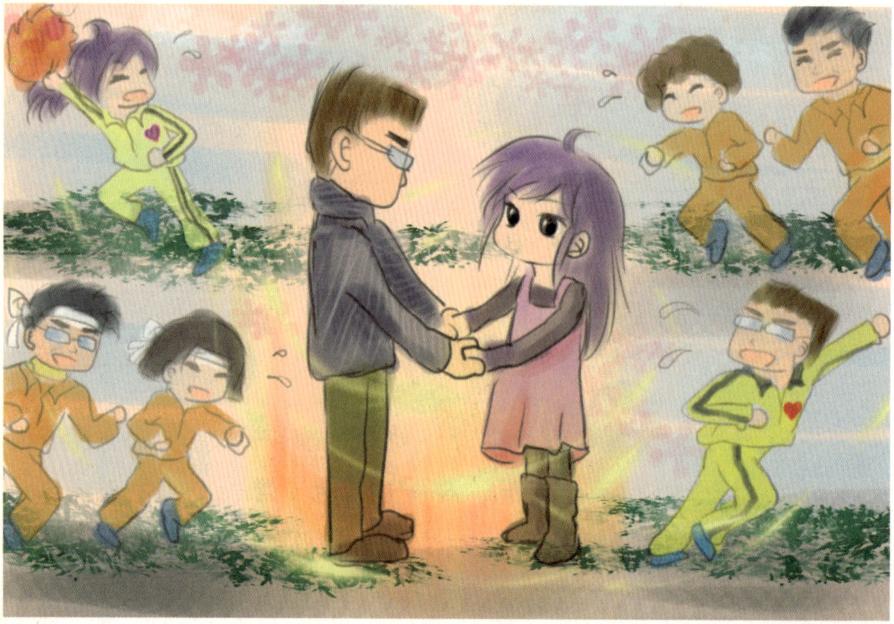

大日子，我的花果婚

孕晚期的睡眠真是件令人头疼的事情，加上近期天气炎热，每晚都被我拆成无数个阶段度过。

第一阶段，美好期：洗好澡，泡好脚，爬上了自己一人独占的 1.8 米的大床，潇洒地在腿间夹上枕头、在腰后垫上枕头、在肚子里面抵上枕头、在胳肢窝下面架上枕头，开好窗，风扇定好时，一副一心要睡他一整晚的架势。

第二阶段，骚动期：有时是因为蚊虫，有时是因为天热，有时是因为天干，抑或是贝塔喊我起来尿尿，更可能是胳肢窝下面的枕头滑落，总之睡他一整晚的美好心愿，就这样被打断了。心中烦闷地思考，我到底要不要暂时起来抓抓蚊子、上上厕所，还是装作很爽的样子继续假寐，假着假着就真寐了？

第三阶段，绝望期：假寐的方法不奏效，起来解决问题。问题往往无法得到根本解决，蚊子抓不住，天气闷热到死，加湿器不给力，刚使唤我尿过的贝塔又开始玩起了踢肚皮的游戏，枕头夹着热、不夹胳膊痛……心想起来玩好了，睡个屁，抬头一看，妈呀，才半夜 12 点。

第四阶段，恢复理智期：随着时间的流逝，心中的绝望越来越强烈，渐渐萌生放弃睡眠的心思。玩玩手机，12 点半了；地上溜达溜达，1 点了；躺下抚摸贝塔，1 点半了。不能这样不能这样，觉不是给我一个人睡的，还有这个小东西也需要我好好休息。

第五阶段，重现美好期：跑到另一间卧室，抓起贝塔爸，告诉他天干气躁、蚊子多、贝塔闹、浑身痛，叫他给个解决方案。贝塔爸迷迷糊糊地拍拍身边的空地儿，“一块睡一块睡，马上就困了”，揪我躺下后，迷迷糊糊中又极度温柔地亲了亲贝塔：“带领妈妈好好睡。”好吧，既然这些问题解决不了，觉还是要睡的，装作我其实很舒适的样子，给自己足够的心理暗示，竟然，竟然最后也睡着了，虽然已是半夜 2 点。

第六阶段，第二至第五阶段的轮回：这只是一晚睡眠中的一次轮回，后续环节可能包括：贝塔爸被赶到另外一个卧室，独占后又不爽又追到人家的床上去再次赶走……

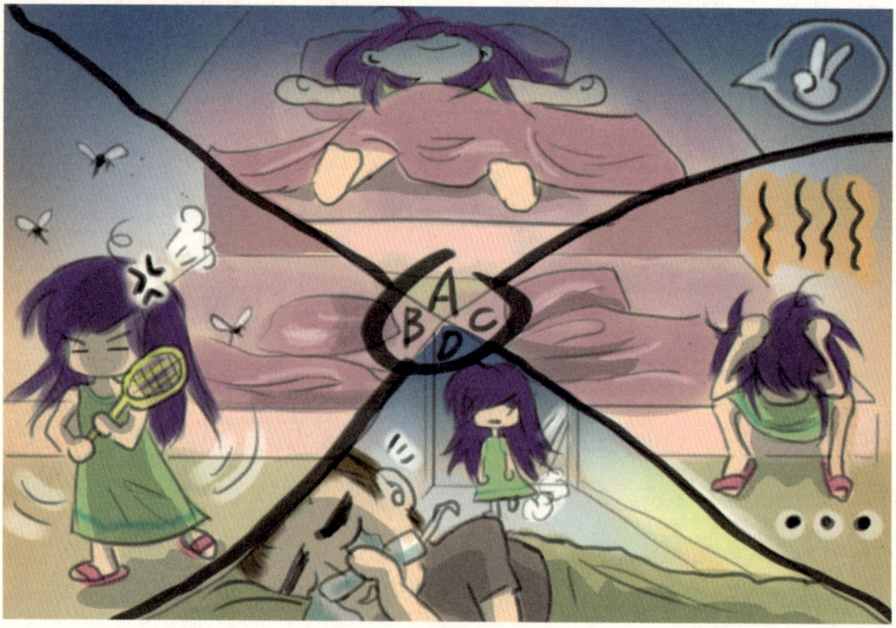

上面这一大段，看起来和大日子一点关系都没有。但就在昨晚的反复难眠中，我想起来一件事，今天是个大日子，是我和贝塔爸结婚四周年的纪念日，所谓的花果婚。

早上早早醒来，跑去吵又一次被我赶到另外一个卧室的贝塔爸，告诉他，今天是个大日子，他迷迷糊糊地说："怎么又是大日子，都快天天是大日子了"。

为了精确地倒计时，我还真给自己找了很多个大日子，上一个大日子是5天前，贝塔双35。所谓双35，是满35周、倒计时还有35天出生的意思。找着这个借口，我拉着贝塔爸大吃了一通。上上个大日子是20天前，贝塔倒计时50天，庆祝的方式又是拉着贝塔爸大吃一通。好吧，估计他已经麻木了。

果然，迷糊了一会儿后，贝塔爸说："我知道了，今天是贝塔倒计时30天，对不对？"

我不知道我应该高兴，还是应该不高兴。作为爸爸，他是异常合格的，积极配合我关于贝塔的任何合理与不合理的要求、设想，就像今天是距离预产期30天的日子，谢谢他记得。作为老公他好像又不合格，因为他不记得今天是我们的花果婚，但我好像也没法批评、要求人家，毕竟我也是在昨晚失眠的过程中才猛然想起。

我发现，婚姻和孕晚期睡眠有着很大的相似之处，纸婚阶段的美好，好像觉得这个人的一切都是我的了，要想我所想，爱我所爱，憎我所恨。我热他不能冷，我渴他也要口干……就像洗好了澡、夹好了枕头上床时的感觉一样，这样就是一辈子了。

慢慢地，婚姻中的天干气躁、蚊虫叮咬来了。慢慢混熟了，发现原来打嗝放屁、抠了脚后又抓水果吃的粗野毛病你也都有，睡觉磨牙、打呼噜、抓痒痒的劣习你都不少，原来和你沟通也不总是顺畅，原来你犟起来也不讲理，起码不讲我的理。怎么整，我是忍呢，还是忍呢，还是忍呢？

妈的，忍不了了，我想爆发，找事吵架吧，看看能不能解决问题，不是有个词叫做“调教”么。一轮轮的争吵，一次次的斗争，调是调了，好像没教会。终于在某轮“调教”中，被管制对象叫了嚣：“为什么我不因为你婚前婚后胖了十斤都找不到腰了和你吵架，为什么我不因为婚前文艺婚后神经找你吵架，你天天找各种事宜和我吵架？”

于是到了婚姻的恢复理智和重建美好阶段，不是说婚姻的本质就是摘下面具过日子么，脸上没豆没疤没龅牙谁戴面具呢。你在对方身上见到的不完美，想必对方早在你身上也见过了。这些所谓的问题非要费心费力地去解决（还解决不了），还不如亲亲抱抱相拥而眠来得实在。

当然，这只是一个轮回，现阶段的我和贝塔爸，或许因贝塔的到来处于这一轮的重建美好期。不知道下一轮的骚动期会在何时且如何出现，或许当他看见我产后依旧浑圆的肚子时，或许当我嫌他洗不好尿布时，不过，不管怎么说，我们都已经是经验人士了。

写这篇日记的时候，贝塔爸正在厨房忙活，给我煮鹅蛋，炖燕窝。在我反复地叨叨今天是个大日子后，贝塔爸嬉皮笑脸地颠儿进来，讨好地爬上床，坐在我面前，一脸谄媚地说：“我知道！其实我知道！但我没有时间准备礼物，只好装作不知道了呀。”

好吧，贝塔倒计时 30 天，是我们互相送给对方最好的花果婚礼物。谢谢彼此，相扶走过这辛苦又甜蜜的一年。

【后记】我们想要的幸福

就算我把孕期描写的再为唯美、浪漫、公主风，我也不得不承认：时刻在反背着一个乌龟盖的沉重感，高居不下的荷尔蒙，身体与头脑的严重不匹配，越来越沉重的步子，越来越小的活动范围，以及时刻萦绕在胸口的担惊受怕，使我们的孕期注定不如我们呈现给外人看见的那般平心静气，那么岁月静好。

但我还是选择把最美好的部分写下来，我是这样想：如果看到我写的内容的你，是一个未孕女生，我不必把过程向你展示的那么艰辛。如果你不想丁克的话，该体会的你将来都会体会；如果你想丁克的话，也不是我来几句“鸡汤体”就能够打动的了你。我只是以一个过来者，告诉你其中的乐趣与妙处，恐怕很多是难以用语言描述的，我愿意把我能够记录和表达的部分，说与君听。如果看到我写的内容的你，是一个和我一起在路上的同道中人，我所感受的不便，你也一定都感受过；我所体会到的不易，你也一定正在品尝。这一定不是一个“我疼你也疼、我疼减一半”的过程，我把我“苦中作乐”，或者说品味幸福的过程说给你，或许你也会从你的这段不可回退的特殊时光中，找到更多的幸福和甜蜜。

映射到本文，这是我矫矫情情地把老公记得结婚纪念日的事儿写成个小文章的原因；映射到全文，记录和放大整个孕期的美好和甜蜜，也是我坚持提笔的原因。

我的那颗自怜心

随着肚子一天天隆起，胸部一天天变大，我的心脏也一天天地肿胀，里面住着的，是一天大过一天的自怜之心。

比如说早上坐地铁吧，北京的地铁永远是那么多人，涌向车厢的人们，就像涌向卵子宝宝的精子小哥那么多。没怀孕的女生进地铁，多半都不用靠自己走，后面的同志们加把劲儿，就挤进去了。我是一个自怜之心膨胀的孕妇啊，我可不敢。所以一进地铁，我那颗自怜之心哦，扑通扑通地跳起来，不停地在我耳边提醒我：小心自己，你是孕妇，可不能被人家挤上去，小心把贝塔挤到。于是我就小心翼翼地拿手遮挡着护住贝塔的小房间——自己的肚皮，所有靠近我 10cm 以内的人，都会引起我的警觉和敌意，特别是他们的屁股、包包甚至手机对着我的时候。我总担心他们一屁股拱过来，拱到贝塔身上，或者一包包轮过来，刮到贝塔。这时我会努力把手掌贴近贝塔，支出来食指和拇指，做成随时要掐人肉或抓住东西的样子。如果有人敢撞上来，是屁股掐屁股，是包包揪包包，是手机直接抢过来。

然后上了地铁，我开始专心地给自己找座儿，耳边响起我那颗膨胀的自怜之心的声音：我是孕妇，没座位怎么行，站着万一摔倒了呢。您说不是人多么，去哪里找座位？是等人让么？您还真说对了，还真是等人让，还不只是等人让，是盼着人让。我在人群中尽量地耸起高高的肚皮，如果贝塔爸在身边，我会特意地和他聊起与怀孕有关的话题，生怕别人不知道我是孕妇，生怕自己的孕妇装不够显肚皮，生怕没有人给我让座位。我会有意识地靠近坐在位置上的人们，积极地显示给他们看，然后热切地期盼有人因此给我让出座位。久而久之，我还真有点经验总结，地铁上肯给我让座位的人们，大多分为如下几种类型：

善良妹类型：背着可爱的包包，手机上套着粉色或其他嫩色的手机壳，穿一年四季可爱风的小花裙，一路上低头玩微信。偶尔抬起头来，看见我先是一脸的吃惊，转而变成难为情，站起来拉我坐下，还不停地说，不好意思我刚刚没看见、没看见。

技术男类型：背着又脏又破的大电脑包，多半顶着不是特别规整的头发，穿着不是特别笔挺的衣服，一路上基本瘫软在座位上，或微微闭着眼睛假寐，或抱着一本技术书籍苦读。偶尔抬起头来，看见我后眼神茫然，继续瘫软2秒钟后，慢慢站起身，并不说话，害怕你说谢谢似的，一下子逃到了远一点的地方，而后，继续站着假寐或看书。

好心中年大妈类型：外形没有固定特征，或时尚，或简约，或衣装得体，或出门略显匆忙。大妈们的精力较为充沛，一路上东张西望，总是能够在离她很远的地方第一时间发现我，而后冲我喊，那个孕妇，来来，过来，坐这里。坐下来后还会笑眯眯地问我，几个月了？

同为孕妇的你，如果你想在地铁上收获到一个原本属于别人的座位，请向这些人靠近吧。

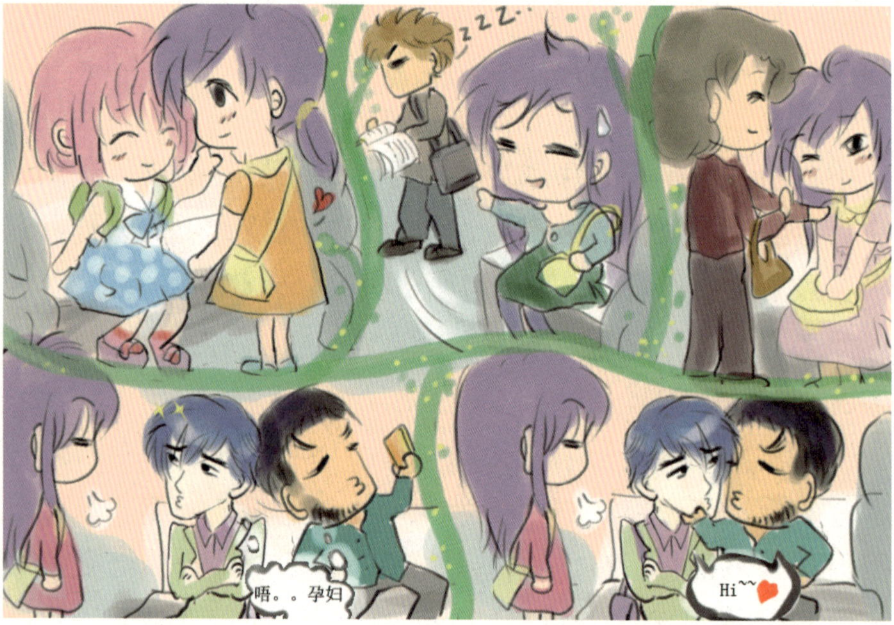

注意，下面的人群，如果你不小心站在他们的附近，请远离，因为不管你怎么显示，是显示自己的肚皮还是彰显自己的不舒适，你都无法收获一个座位，你那颗膨胀的、里面住着矫情的自怜之心，是注定得不到安慰的。这样的类型有：

打扮精致的漂亮男生：与技术男相反，挎着时尚感十足的时装包，有着精心整理过的仪容仪表，春天一般坐在那里，无论是慵懒地闲看，还是专心地玩手机，总是在看见你的那一刻，有那么一丝的不可理解（或许是不理解这异常宽松没型没款的造型，或许是不理解为何带着大肚子挤地铁），然后目光在你身上停留数秒钟后，慵懒地移开，继续之前的事情。

中年大叔：霸气外露的坐姿，并占据较大空间。衣着没有固定风格，有成熟老板风，有朴实劳动风，有知性优雅风。

大叔们多半全程假寐，部分大叔低头玩手机，当看见你时没有任何异常，正常地掠过你的脸，顺便打量了一下你的肚皮，而后继续假寐或玩手机。也有部分结伴而行的大叔，一个会和另一个说，这个看起来有几个几个月了，一副很资深、老婆已然生过的样子。

恐怕就是这些。上述经验仅限于早高峰期间我所乘坐的北京地铁线路，没有把人分类加以毒蛇的意思。我只是想告诉你，我是多么努力地在自我怜爱，是多么从心往外地想让别人关照。

不知道孕期的你是不是变得和我一样的矫情，恨不得在脸上贴上几个字：老娘需要你谦让。这是一种什么样的心情在作怪？是孕期荷尔蒙的作用么？是觉得这是一生中最后实现公主梦的好时机么。我也不知道，反正莫名其妙的，我就成了这样。

地铁上，我怕人碰到我；餐馆里，我怕人熏到我；电梯里，我怕人挤到我。我猜，我要是婆婆，肯定会嫌弃我这样的儿媳妇，真事儿多。

我为什么会成为了这样？是我觉得全世界都有照顾我的义务么？不是的，就算一孕傻三年，我也没有价值观凌乱到如此程度，我只是恐慌。我时刻生活在担心和恐惧中，离卸货的时间越近，离目标越近，我就越紧张，越担心功败垂成，担心八拜之后的那一哆嗦。我就这样得了生存恐慌症，觉得身边的一切都存在危险，小心翼翼，也神经兮兮。有个词儿用在我身上最合适不过：矫情到死。

文字对面的你，也这样吗？

【后记】用自己的方式排解焦虑

孕妈妈都是焦虑的，孕早期如此，孕中期如此，孕晚期也是如此。这篇文章，我只是想用自嘲的口气来告诉大家，我好焦虑。

整个孕期值得焦虑的事儿好多，早期有孕酮、胎心胎芽，中期有唐筛、糖耐、排畸、胎动，晚期听胎心数胎动，总是担心在最后一步出问题。

文中的我不知道算不算过度地自我保护，这是我排解焦虑的一种方式，相当于是这样告诉自己：嘛事儿都没，我都如此小心了；嘛事儿都没有，满地球都围着我转呢。

虽然我不是嘛事儿都没有，在我写下这篇文章的正文没多久，我就被医生诊断为先兆早产，在床上整整躺了四五周，一直躺到足月。但我用我这种过度自我保护与怜爱的方式（或许也不算过度），宽慰了自己很多次。每个孕妈都有自己战胜焦虑的方式，或许在别人看来很不可理解，但只要你的方式是可行的，就可以这样做。比如你需要咬人来化解焦虑，只要你咬的是自家老公；比如你需要骂人来化解紧张，只要你骂的是自家兄弟；比如你需要大哭来发泄恐慌，只要你没有半夜三更鬼哭狼嚎打扰邻里，身边的人都会理解。让我们一起感谢孕期陪在我们身边听我们发矫情的他们和她们吧。

备万事，待东风

孕期到了35周后，医生就开始告诉孕妇们，要做好随时开动的准备了。一个“准备”，只有两个字，但具体操作起来，要做的事情就多了。经过贝塔妈和贝塔爸的认真分析和讨论，总结了如下要准备的内容。

这准备包括心里的，也包括身体的，同时也包括物质的；这些有眼前急用的，也有日后带娃必备的。首先是这心理上的准备。人家说，只有目标数据化才是可实施的，仅仅一句做好“短期受疼（生产过程），长期受累（育儿过程）”的心理准备，不怕苦不怕累，是不足以完成心理建设的。我将产前心理上的准备，也就是心理建设的过程细化成了这样几点：生产方式的选择，我怎么生？为什么这样生？这样生家人支持吗？异常情况的应对，如果生产过程出现异常情况，决定权交给谁？我事先做怎么样的嘱咐和交代？产后事宜的安排，我想请谁来照顾月子？是否征得了对方的同意，并与对方沟通妥当？

这些方面我们都是这样想，我的各项检查指标一直不错，没有特别的剖腹产指征，整个孕期，医生一直强调顺产对大人孩子都有好处。所以我想选择顺产，这一选择也得到了包括贝塔爸在内的相关亲人的支持和认可。

生产过程中可能会出现一些意想不到的意外情况，没有出现最好，如果出现了危急情况，我选择信任医生。根据当时的实际情况，医生认为保谁更稳妥，就保谁。我不想在我已经奄奄一息的时候放弃我健康的宝贝，也不忍心留下一个即失去妈妈又因生产过程中受到伤害而后续生活困难的宝宝，所以我选择健康的那一个。如果我们面对的只是救治时间问题，那么我选择宝宝。因为于他，从他成为一个小肉芽的时候开始，大自然就赋予了他生的权利；于我，从我决定拥有他的时候，我就有舍己为他的义务。虽然大家不愿面对，但我这半理性半感性的选择还是得到了亲人们的理解和支持。

而产后的照顾人选，从家里的实际情况出发，我选择了我的父母来照顾，他们也愿意来帮忙。最终我们没有选择请月嫂，主要是因为家里居住空间较小，很怕那一个月家里实在摆不开那么多人。

做好了心理准备，还要做好相关的身体准备。顺产不是想顺就能顺的。首先你得胎头入盆吧？如果不入盆，小宝宝的头一直还在骨盆外面扭啊扭，你使多大的劲才会把他挤出来呢（不过医生说有些宝宝就是在生产过程中才入盆，所以事先不入盆也不是就不能顺，但相比来说，入盆的宝宝顺产更易）？而后你得胎心稳定羊水适量吧？羊水少了宝宝容易缺氧，进而会引起胎心过快、胎心没有波动（胎动的时候宝宝的心跳会加速，胎心没波动医生会怀疑宝宝的胎动出了问题）等问题，也就一般不好顺产了，等等。那些不顺畅的情况谁都不想出现，身体好不见得一定能避免，但身体强壮总比差要能抗。而且产后照看小宝，也要有一个不虚不弱的强健体魄才能奶量和臂力共增长，满足小宝日益增长的上述需求。所以在孕期最后的时间，贝塔妈要清淡饮食（以免胎儿体重超重）、加强锻炼（增加体力），从身体上做好生产和迎接新时代的准备。

物品的准备也很重要，和妈妈一起进产房的物件们，有一个好听的名字，叫待产包。网上随便搜搜，这样的清单都有很多，妈妈用的有哺乳衣、棉拖鞋、保暖帽、束腰带、卫生巾、产褥垫、饭盒、吸管、勺子、尿盆、脸盆、大小毛巾、吸奶器、储奶袋等，以及宝宝用的小衣服、小裤子、小尿裤、奶瓶、奶嘴、奶瓶刷，洗脸的、洗屁股的、消毒的，护臀的、护脐的……对着一个一个地买，一个一个地准备吧。这个活儿，就交给别的事情上面也帮不上什么忙的贝塔爸好了。

人家说工欲善其事，必先利其器；人家也说兵马未动，粮草先行。于我，产前心理建设、物品准备是我的利器与粮草。于贝塔，我健康的身体是他的利器和粮草。上述一二三，都走起，准备起来吧。

【后记】我眼中的排名前五位的物品

生产完的贝塔妈再来对上文中提到的待产包补充两句。待产包网上不缺少又多又全的版本，妈妈们都生怕准备少了，到时候自己和宝贝受委屈。当时贝塔妈准备的时候，也是本着这种宁滥毋缺的想法，只要网上有人提到，或者身边有人推荐，就买买买。结果回头想想，有些是不必要的。

下面贝塔妈列出自己亲身经历过程中，对于妈妈最有用的排名前五位的物品，以及对于宝贝最有用的排名前五位的物品，希望可以帮到后来者。

在贝塔妈眼里，对于妈妈最有用的是：吸管、产褥垫、束腰带、棉拖鞋、大靠垫。

吸管这个小东西，贝塔妈实在是太感激它了。产后的妈妈很需要多喝水，哺乳期的妈妈更需要多喝水，而且还在时不时地口渴。在你产后没力气坐起的时候，在你躺着奶睡宝贝没法起身的时候，小吸管就可以帮到你，随时随地有水喝。

相比于特别厚重的产后卫生巾，贝塔妈觉得产褥垫更方便实用。产后恶露量大的时候，床上铺上一张，产后卫生巾就显得不那么重要了，不用像产后卫生巾那样闷在身上，妈妈们会相对舒服很多。出了月子还有一些产褥垫没用完怎么办？没关系，产褥垫一向可以当做一次性隔尿垫给宝宝用哦。

作为新生代妈妈，我们都希望自己能够成为“辣妈”，谁都不希望自己生完宝宝后依旧大腹便便，束腰带对于收腹很有好处。很多妈妈表示束腰带没用效果，我想那是因为没有坚持，贝塔妈妈在整个月子里面坚持用束腰带，到贝塔四个月左右，贝塔妈妈已经回到了接近2尺的腰围，虽然这依旧比孕前粗了一两寸，但比贝塔在肚子里面时候的一米腰围好多了。

棉拖鞋和大靠垫，一个护脚，一个护腰，解决月子里新妈妈很容易出问题的两个地方。脚下不受凉，腰上靠的软，产后不留病，这也是贝塔妈建议的产后必备小物件。

宝宝最有用的是：鞣酸软膏、小滴管、小棉签、奶粉、耳温计。都不是大东西，但真正是小身材大效果。

先说鞣酸软膏，小宝宝或多或少都会出现红屁屁的情况，选择一款合适的护臀霜很重要，准备一管鞣酸软膏更重要。护臀霜只能在宝宝屁股还没红起来的时候起到预防作用，但鞣酸软膏会对红屁屁有治疗效果。贝塔的红屁屁一般都没有超过两天，这都是鞣酸软膏的效果。

小滴管，这对拒绝奶瓶的熊孩子真的太有用了。如果你家有一个不肯吃奶瓶的小宝，喂水就是个困难的活儿。用勺子一点点喂吧，喂一口撒半口，特别是宝宝小还不太会张嘴配合的时候。喂水如此，更别说喂药了。小滴管，就会帮到我们大忙，吃水吃药滴一滴，可以方便容易很多。

大家都是第一次当妈妈爸爸，很多事情都要摸索着来，也就难免出一点小状况，比如给宝宝洗澡的时候耳朵进了水，这时候那种可以塞到耳孔中的小棉签就会起到重要的作用。小宝宝不会擤鼻子，而且还不会用嘴巴呼吸，所以当小宝宝鼻子里面有了鼻屎，既不能放在那不管（宝宝不会用嘴呼吸时鼻子堵了很危险），又自己弄不出来（不会擤鼻子），只能靠妈妈帮忙抠。吸鼻器有很多妈妈推荐，贝塔妈用起来觉得一般，一些大块的鼻屎是吸不

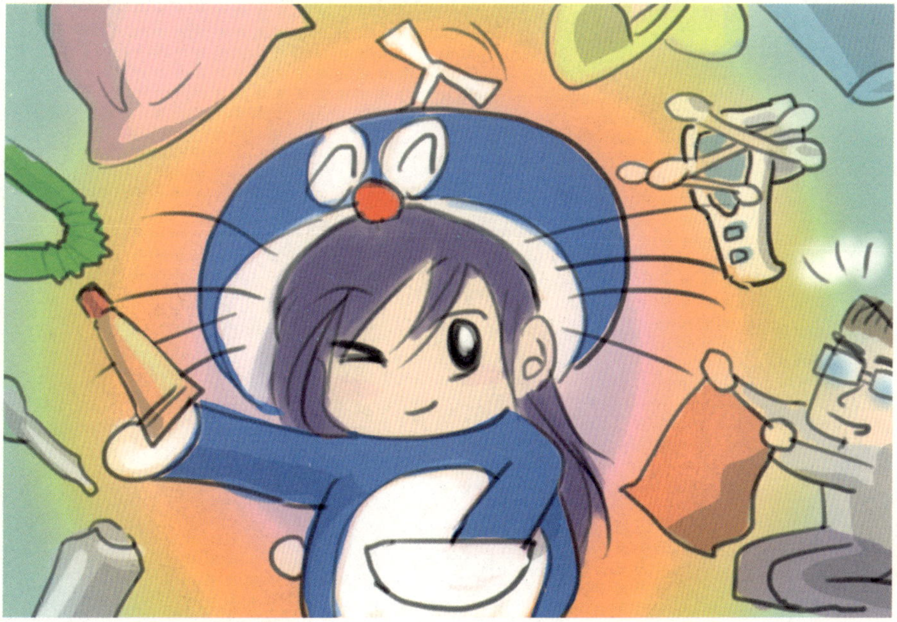

出来的。这时用能塞到鼻孔中的小棉签温和地擦，就成了贝塔妈唯一的办法。小棉签是一种实用的小物件。

另外两种是奶粉和耳温计。有的妈妈产后开奶快，有的开奶慢，加上妈妈可能会有些头疼脑热不方便喂奶的时候，奶粉是一项必备物品。不管现在孕妈对自己奶水的预期如何，不管妈妈当前奶水如何都要准备，所谓有粮在手妈不急。同时，保不齐小宝宝会有个把不舒服的时候，一般他不会安稳地由着你量体温，而体温枪测温度的准确度有限（贝塔妈就有向贝塔开枪三次得到三个温度的经历），耳温计则使用方便且温度也更恒定一些。

这些仅是个人建议，是否适合你，还得生了才知道。

东风来了

写下这篇文章的我，肯定是卸完了货的我。所谓计划没有变化快，最终我还是被剖腹产了。

就算看了无数篇的生产实录，补充了充分全面的理论知识，理论和实践还是有很大的距离。比如从实录中我学习到，见红不用着急，没有规律宫缩就可以缓一缓再去医院，但破水不行，一旦破水，就要尽可能地平躺在床上，不要下床，不要走动，平躺着来到医院，马上催产。

但实录里没有告诉你，怎么样的情况叫破水，所以那天半夜十二点，当醒来发现自己睡在床上一摊水迹中时，我首先感到的是难为情，我以为我尿床了。这么年轻就小便失禁了，好难为情。不好意思地喊醒贝塔爸，告诉他我尿床了。感谢贝塔爸，没有嘲笑和挖苦，只是喊我起来给我换床单，这一动不要紧，又尿了。

所以我要在我的生产实录中特别强调，尿床和破水的区别是：尿床有穷尽，破水无绝期。记住，一直流淌的，不是尿液，而是羊水。

半夜十二点，打120请急救车、担架抬下六楼、上急救车、带上氧气面罩、测血压心跳、进急诊室大门、推进产科病房、上胎心监控、脱裤子插导尿管、进产房、打催产素，一气呵成。

催产素这个东西，对有些人很见效，一打上就开始规律宫缩，而且越来越强烈。而对有些人效果就一般，比如我，在产房吊了十几个小时的催产素，肚子也就不温不火地疼。说不疼，还是会每五分钟疼那么一阵，说疼，真不如周围的其他产妇那么死去活来。

所以虽然是顺转剖，但对于顺产的经历，我的体会还很浅薄，因为最终没有等到开指。所以如果你问我，顺产和剖腹产哪个更痛苦，我只能说我不知道。我只能将剖的过程中刺激到我的记忆神经的那些点，描述给你听。

我从进了手术室打过麻药开始说起。

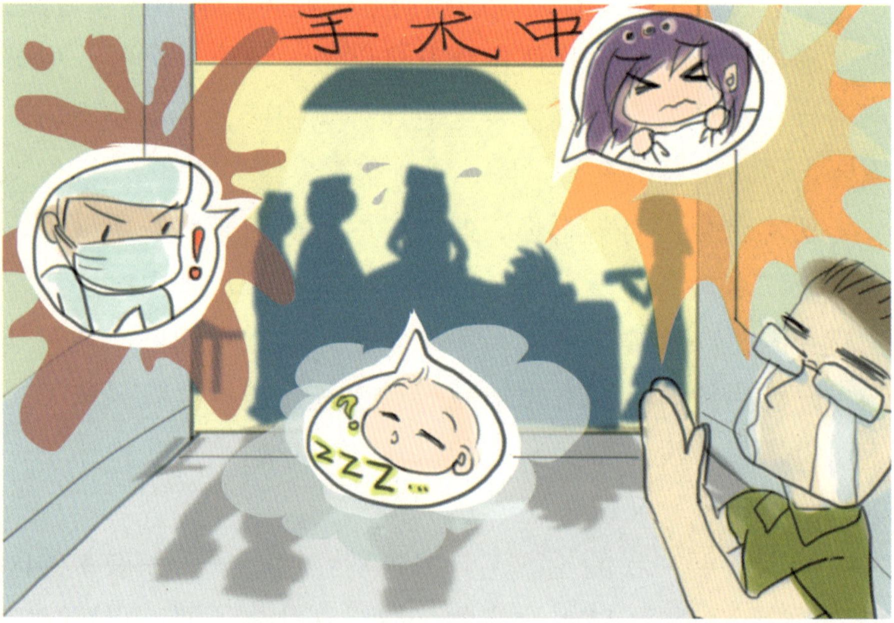

虽说是打了麻药，但刀子划过肚皮的时候还是有感觉，只是感觉不像是在割自己的肉，而是在割自己身上盖的布子，割完再撕，刺啦啦在我身上撕盖布的感觉。有个小插曲，最

初我是不知道已经开始开膛破肚了，只是感觉有人反复在肚皮上重复着割盖布、撕盖布的动作，我好奇地问了坐在我背后的麻醉师一句：这是在做什么？麻醉师笑意盈盈地告诉我：是在撕开你的肚皮哦，现在已经第七层了……

想象中的剖腹产是个捅破气球放气的过程。啪的一声，球开了，我的贝塔从羊水中浮出，闭着眼睛，顶着光环。但事实上的过程中，开膛破肚后，医生还需要用力压，或者说抠我的肚子，虽说没有多少感觉并不疼痛，但是还是有一些很怪异的类似于酸痛的触碰感。小东西被抱出来后，空掉的肚皮就开始被缝合。这时的感觉会比割开的时候更清晰，感觉自己的肉一层层地被捏到一起，然后上一针下一针地捆到一起。这时候的我开始发抖，后来了解到，几乎所有的剖腹产妇都会在产后发抖，没有了解为什么，这是正常现象。手术后八个小时内不喝水不进食，平躺不能动，守着麻药的劲儿，躺在那里捏自己的大腿玩儿。那种触感，就像是在摸一个人皮吹起来的气球，或者说人肉做的枕头，摸的是肉，但又不是摸死鸡肉、死猪肉或别人肉的感觉，知道是在摸自己的肉，但却又没有知觉……恩，具体感受，还得自己体会。

然后，然后你以为这事儿就完了吗？

这才仅仅是开始。等你回到病房，麻药的劲头过去了，痛苦才真的到来了。手术的时候，麻醉师都会问我们要不要用镇痛棒，可以帮我们缓解产后疼痛。但其实，镇痛棒是起不到多大作用的，因为我们都只能在感觉到疼之后再去摁它，这时候就晚了，镇痛棒要十几分钟后才会有效果。想要靠镇痛棒来解决手术后必然会面对的那些疼是不生效的，更何况这些疼还是那么五花八门。

刀口缠收腹带的疼和按肚皮的疼是交织在一起的，产后刀口上要缠上超级紧的收腹带，在上面再放上几个沙袋，这样可以起到束紧定型的作用，有助于刀口长到一起。要怎么来形容这种痛呢，一边是皮开肉绽的伤口，一边是压在上面的硬物，你总有种他们会长在一起的错觉，仿佛一张大嘴牢牢地咬住了你的伤口，拼命地吮吸，这块重物让你的疼痛更突显，更清晰，这是刀口疼。这张大嘴有时候会露出它的牙齿，狠狠地咬住你，使劲地咬住你，牙齿拼命地向你的肉中探伸，咬的你想骂娘，咬的你鬼哭狼嚎地求护士："请放过我！"这就是摁肚皮。

下床走路则是相反的过程，相比于上面地想要将你的伤口塞到肚子里的压迫痛，下床练习走路则是把刚刚亲吻到一起的伤口生生拉开的断裂痛。我想如果叫我断舍离（断绝不需要的东西，舍弃多余的废物，脱离对物品的迷恋）一只birkin包（如果我有的话），估计就是这样的痛苦法。每向前移动一步，伤口就好似重新断开一般，你甚至听得见"咔嚓咔嚓"的撕裂声，于是总是怀疑刀口是不是真的被撕开了，肠子和血是不是已经流了出来。

产后是要尽早地下床走路的，从下床的好处上来说，这有助于人类几项本能的恢复：放屁的本能，自主排尿的本能。别笑，事实就是这样的。你以为这时候的你，放屁不放，排尿不排，都是你自己的事儿么，不，这是你与医护人员共同的事儿。查房的护士一天会问好多次：排气了吗？下地了么？没办法，不排气就说明肠胃没通，肠胃没通不能吃饭，不能吃饭，不能吃饭的后果你懂的。不下地就不能拔尿管，不拔尿管就不能自主排尿，时间长了就会产生依赖，没有尿管不会自动排尿，不排尿的后果你也懂。

但产后下地不是一件容易的事情，每个人忍受疼痛的能力和承受的疼痛都是不一样的，虽然医生护士为了鼓励我们尽早下床，会使用激将法："隔壁房间的产妇比你晚手术，早就能够在走廊里溜达了，你到现在还是直挺挺地躺在床上。"但我只能愧对医生的好心好意，我因为孕晚期缺钙及压迫，早就在产前最后几周腿痛地走不动路，现在两疼合并成一疼，我疼得没法和医生顶嘴，心想：大家都是女豪杰，我就是怂包，我又不是在参加谁最不怕疼的比赛，我也想当模范产妇，可是我没这个水平。

不管是勇夫还是怂包，不管是自我督促还是医生、家人逼迫，反正最终没有下不成床、放不出屁、排不出尿的产妇。这就是个过程，当那张猩红的大嘴最后长成一条不粗不细不痛不痒的肉缝的时候，你就能好好地坐在这里给自己写一篇生产实录了。

【后记】永远没有办法准备充分

这是一项没有预演的活动，就算进行了再多的准备，很多情况也是始料不及。

真正来临之前，我们都不知道我们将会以怎样的情形经历一个怎样的过程，不过这都不重要了，生孩子的这个事儿，还是结果最重要，你觉得呢？

我们都可能会经历的那些痛

从前在网上见到过一个颇有意思的表达，大意是：只要在科学还没有进步到电影《盗梦空间》所表现的那个程度，梦和疼就都是无法与人分享的东西。我深以为然。

比如说梦，不管你在梦中是多么欢欣雀跃，还是多么悲伤欲绝，不管你入戏多么深，你只能在醒来后，通过你的语言与人分享。就算你拉他入梦，那也仅仅是他入你的梦，而不是你们的梦。梦中你可以对他肆意妄为，对方是不会知道的，如果你想分享给他，不好意思，你也只能在醒来后讲述给他。语言表达能力不好？那没办法，你没法录像，没法录音，也没法截屏。

疼也一样。虽然医生把疼痛分为很多种，什么胀痛、窜痛、刺痛、绞痛、冷痛、热痛、酸痛等等。但我想如非专业医生，恐怕很难把自己的疼痛说清楚。记得小时候七八岁的样子，有天莫名胸口痛，隐痛加刺痛。因为近心脏，且疼痛时间持久，被不放心的爸妈拉去医院做检查，在经历了医生反复盘问类似一些“到底是怎么个痛法”“指出具体是哪里痛”“给出疼痛的级别”等孩子基本无能力回答的问题后（我至今仍认为这些问题孩子无力回答），我终于违心地说了谎：

承认自己是撞到了桌角而后引起的疼痛。

可能就是因为这样的无以言表，我在网上做孕晚期业务技能提升学习的时候，很少见到对晚期相关疼痛的描述，最多只是告诉我们后来者：生孩子的过程很痛，但怎么个痛法呢，没有人能说清楚。所以见到的也多半是：撕心裂肺、痛不欲生、比拔牙疼10倍等要么感性、要么过于数据化的表述。

由于个人体质原因，我从小到大并不缺疼痛。所以对疼痛的忍受力自认为也比一般人水平略高，比如孕早期先兆流产卧床保胎压的屁股痛，以及打黄体酮屁股上面起硬疙瘩的小疼痛，对于我来说，都是小儿科。基本可忽略不计。但孕晚期，我结结实实地经历了一场未经历过的大痛，刺骨的大痛。

说是刺骨，因为真的是疼在骨头里。事情是这样的：在我孕八多月的某一天，原谅我没有精确地定位到是哪一天，因为在疼痛突然降临之前，这实在是太平常不过的一天。早上下楼遛弯的时候还和好人一样，而上楼的时候，突然间就觉得移动起来腹股沟及屁股附近的骨头里面特别痛。这痛一瞬间就成长为大痛，疼得让人不能走、不能动、不敢翻身，甚至无法独立坐起。别说爬楼梯对于我就像是极限挑战，就连从卧室到卫生间或者卧室到餐厅的几步路，对于我来说都比登天还难。对于我来说，这就和马路上走着走着突然啪叽摔了一个跟头、磕掉一颗牙齿一样突然。没有预感、没有先兆地就这样突然大痛特痛了起来。

这场疼痛一直持续到了产后一个月。剖腹产后下床练习走路，最困扰我的都不是刀口痛，而是这个骨头的痛。剖腹产前进手术室，麻醉小哥温柔地安慰我说不要怕，打了麻药，个把小时就当妈妈了。我回答：我不怕，打了麻药，我的腿就不疼了，想想就如世界重生般美好。

我也因此去看过医生，医生温柔地告诉我，宝宝的压迫是一方面，长期缺钙是更加严重的一方面。因为之前没有完全遵医嘱定时定量地服用钙片，加之本身骨质就略疏松，孕晚期更不堪硕大果实的重力，终于一条老腿报废掉了。

在看医生的那天，见到一位双胞胎妈妈，躺在担架上进来，脸上青筋暴起，疼得直冒冷汗，经医生初步诊断，是耻骨联合分离，要人命的疼痛。医生后来和我说："现在很疼是不是，刚刚的那位妈妈，我敢说她是你疼痛感的10倍。"虽然我不知道在超过身体极限的承受能力后，无穷和十倍的无穷有多少本质的差别，但我还是特别从心底敬佩那位双胞胎铁娘子妈妈。

后来我在网上常聊的妈咪群里面说起我的痛，有生过宝宝的妈咪告诉我："这才哪到哪儿，生产之后，会容易关节痛；抱宝宝多了后，很容易腱鞘炎；经常低着头喂奶，就要颈椎痛；宝宝若喜欢趴在妈妈身上睡，多半又会腰间盘突出带的屁股到小腿都痛。产后着风的，见风就痛；乳腺炎的，忍痛挤奶一捏痛得大叫……总之，这仅仅是开始，未来的痛，还有很多种。"说实话，在怀孕前，我从来没有想到过，生个孩子还会面临这么多痛，在这些可以称得上剧痛的痛中，你没处躲没处藏，你站着，它跟着你；你坐着，它咬着你。更严重的时候，你被它扯拉着，只能躺，或者根本躺不下，只能坐，或者屁股都无法按到板凳。不知道这些疼痛会跟着你多久，以怎么样的方式跟着你，或许是一段，或许是一生。

虽然早期是有些寝食难安，但日子久了，似乎也就习惯了在剧痛下生活，饭还可以吃，事还可以做，字还可以写。大不了疼一辈子罢了，不影响吃不影响喝。

我写下这段文字的目的，可不只是歌颂疼痛的持久和坚强，也不只是抱怨当妈的不易和艰辛。我只是想说，在孕育生命的道路上，我们可能不可避免地会遇到那些从未经历过的、令我们措手不及的、却又不得不面对的痛。即使有再多的心理准备，当疼痛真的来临的时候，我们还是会感到无力，这没有办法，面对疼痛，我们谁都是一个人在战斗。战略上藐视，战术上重视，尽可能地早干预早预防。相信科学，也相信时间，疼痛对我们的爱情，也一定会有保鲜期。

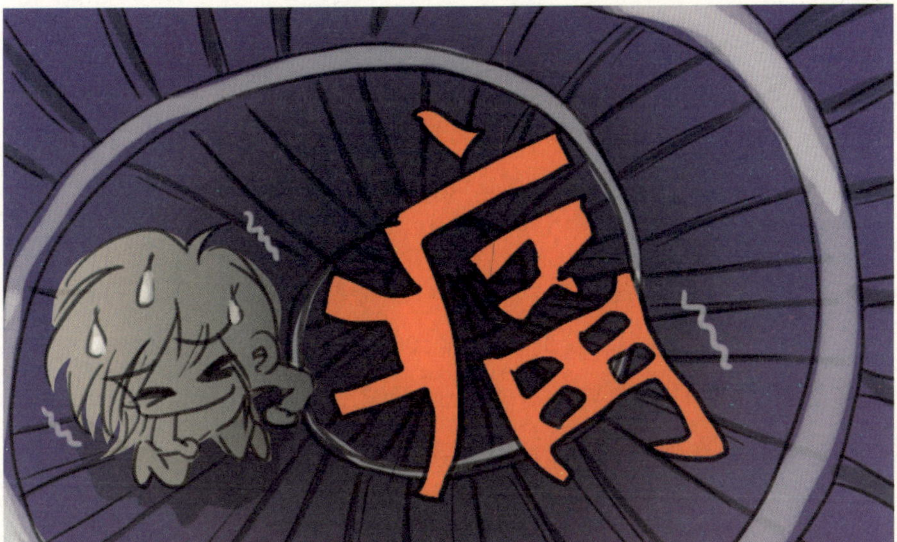

【后记】相信科学

在孕期我们会遇到很多“抉择”和“斗争”，比如胎心仪，整个孕期我很依赖，没事就拿出来听一听，确认宝宝是否活泼依旧，好让自己放心。但网上也有一种说法，说总用胎心仪，对小宝宝的听力发育不好。于是每次使用胎心仪之前，都是这样的一套痛苦纠结的循环：

（心中思考）"该动了，他今天怎么了？"——"听听吧？"——"还是不要了，万一真对听力不好呢？"——"就听这一次，就这一次。"——（胎心仪使用中）——"正常的很，早知道不听了，哎，可千万不要对听力有影响啊，不要啊。"——（若干时间后）——"该动了，他又怎么了？"……

至于胎心仪的影响，直到贝塔半岁后的今天，我依旧无法给出一个明确的说法。我只能说，贝塔听力很好，不仅对声响很敏感，也对声音的方向捕捉的很准确。胎心仪起码对他，好像没有产生坏的影响。

而钙片，也是众说纷纭，说常见的质疑是，口服钙片容易引起宝宝囟门狭小，对日后的大脑发育不利。也是在这个言论的影响下，孕晚期我没有按时补钙，所以经历了上面这样的刺骨之痛。现在想来，并不可取。

一些非官方的建议或指导意见，特别是在医生也没有给出我们明确的指引的时候，我们应该怎么听、听多少，我无法给出建议。我只能说，我们一定要结合自己的情况，具体问题具体分析。因为很多事情，也真的因人而异，就算都可能有弊，也要两害取其轻。

再回首往事如梦

这篇总结我拖了很久才写，不是因为没时间，不是因为没心情，而是因为，那段本以为会永远刻骨铭心的时光，竟然也觉得好遥远。

孕期就像打怪升级，每通过一关，就会欢欣雀跃，每完成一个阶段，更会备受鼓舞。所以在孕中期和孕早期，我写总结的积极性特别高，一种不断总结方能进步的劲头。但真正通关了，打开关底大宝盒，从中捧走一只贝塔的时候，却突然对此前经历的一切都模糊了起来。就像真的是在玩游戏，在最后取胜的时刻，剩下的只有最后的欣喜和兴奋，而之前的那些过往与历程，只在朦胧中化身七彩气泡，包裹着这颗胜利的果实。

网上有妈妈说，宝宝被抱到自己面前的那一刻，心中的感动与兴奋，无以言表，也终生难忘。我却没有如此，看着身边熟睡的熊孩子，我甚至很难把 20 斤的他和当时那个 7 斤的小不点联系起来。看着孕期圆圆的脸、圆圆的肚皮的照片，我甚至有些恍惚：这真的是我经历过的么？贝塔不是一只小孙猴子，从石头缝中蹦出来，我恰巧路过，然后裹起了他，把他抱了回来么？

但我肚子上的疤提醒我，事实不是这样，那只和小孙猴子一样淘气的熊孩子，他不是我捡回来的，他真真正正地来源于我的肚皮。不管是过程太过辛苦进而大脑自动选择遗忘，还是当妈后太忙没有那么多脑细胞，事实的真相都只有一个，我只是有意无意地淡忘了一些事，而不是它们真的没有发生。

趁我还记得，我要把这些记录一下。

从哪说起呢？从孕八月起的腿疼说起吧。

前面我也说过，由于个人体质原因，我从小到大并不缺疼痛，所以对疼痛的忍受力自认为也比一般人水平略高。但孕晚期的腿疼，结结实实地给我上了一课，这疼以极其霸道的方式告诉我：小样，不要小瞧我们疼痛界，所谓人外有人，天外有天，疼外也有疼。

这个疼，从孕八月，一直持续到月子结束。具体说来，是腹股沟及屁股附近的骨头里面特别痛，疼得让人不能走、不能动、不敢翻身，甚至无法独立坐起。别说爬楼梯对于我就像是极限挑战，就连从卧室到卫生间或者卧室到餐厅的几步路，对于我来说都比登天还难。

这是孕晚期，我面对的意想不到的突然情况。事实上，晚期我们想不到的突然情况还有好多。比如晚期最大的事儿，卸货，也是没有预演的一次性流程。卸货的流程如何启动，有人是和风细雨地来，慢慢地宫缩，慢慢地见红，容得你有时间去准备，给你充分的时间收拾自己去医院；而有人则是疾风骤雨地来，哗的一下，羊水破了，不能走不能动不能洗澡，甚至不管你准备还是没有准备好，12 个小时之内都要把货卸掉，否则？没有否则（破水后 12 个小时完成生产是医院的规定）！

孕晚期的检查也有很多意想不到的事情。就像我的朋友静，每周都去测胎心，每周都有老公陪。在38周这一周的胎心监控时老公不在，也就偏偏这周，静的胎心监控不过关，胎儿心跳过速，有宫内缺氧的迹象，只能紧急剖腹产。静的老公，冤之又冤担上了没有目送老婆进产房的“恶名”。

所幸孕晚期的检查并不复杂，胎心是否稳定、羊水量是否合适、羊水是否清洁（羊水过于浑浊，则认为羊水已经不适合胎儿生活，则需要紧急将胎儿取出来）、骨盆是否合适顺产、胎位是否正、脐带是否绕颈（绕的厉害有窒息的危险，小东西在肚子里面也没有别的可以玩，没事就会揪脐带，搞不好就把自己勒到了），也主要就是这些。少吃多运动，时刻关注胎心和胎动，是孕晚期医生不厌其烦叨叨的两句话。

这里我没法像前两篇这样的总结文一样，说做了什么什么样的检查后，度过了什么什么样的时光后，我们的孕早/中期阶段到此结束。或某某某检查或某某某日，标志着这一时期的结束。孕晚期不是这样，标志着孕晚期结束的，只能是一点，那就是卸货。

卸货之前有好多要准备的事情。这准备包括心理的，也包括身体的，同时更包括物质的；这些有眼前急用的，也有日后带娃必备的。首先是这心理上的准备：我怎么生？这样生家人支持吗？如果生产过程出现异常情况，决定权交给谁？我事先做怎么样的嘱咐和交代？而后是身体上的准备：我是否有顺产的身体基础？宝宝是否已经顺利入盆？宝宝胎心是否稳定，羊水是否适量？以及物质上的：待产包的物品我是否都准备齐备了？生产相关的证件我是否都放在随手可拿的地方？以及，老公是否攒够了足够的银子？

备万事待东风，东风总有来的一天。这是一项没有预演的活动，就算进行了再多的准备，很多情况也是始料不及。真正来临之前，我们都不知道我们将会以怎样的情形经历一个怎样的过程，不过这都不重要了，生孩子的这个事儿，还是结果最重要。只是过程中，我们会经历很多意想不到的痛，比如剖腹产，产后按肚子的痛、产后下床练习走路的痛、麻药过后伤口的痛，顺产妈妈肯定也面对很多痛，比如撕裂后的痛，据说会痛到不打麻药直接缝合都没有知觉。

但这又能怎么样呢？没有被蛋憋死的母鸡，也没有卸不下货的孕妇。这不，脱掉40斤体重，脖子下面重新露出锁骨的我，不正肚皮瘪瘪地坐在这里憋这篇最后的总结吗。

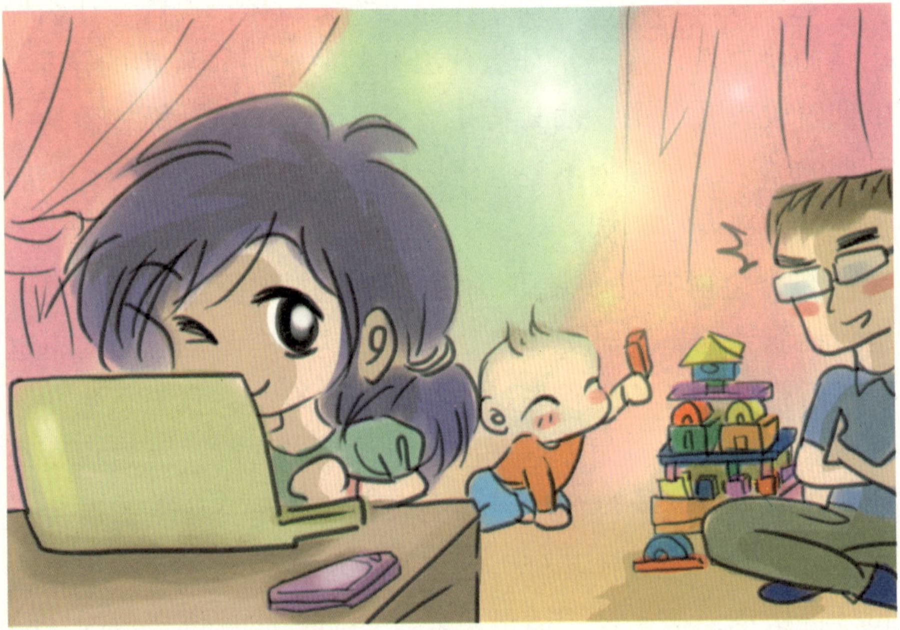

第四部分 一个人的当妈路

妈妈是一条一人行走的路，默认的配置只有一双大手牵一对小手；妈妈是一条充满荆棘的路，路边的花草是尴尬、苦痛、矛盾与艰难；妈妈是一条没有尽头的路，唯一的主题是你和你的小怪物的相爱与相斗；妈妈是一条不愿回头的路，就算不疯魔不成活，也要疯疯癫癫一路向前。

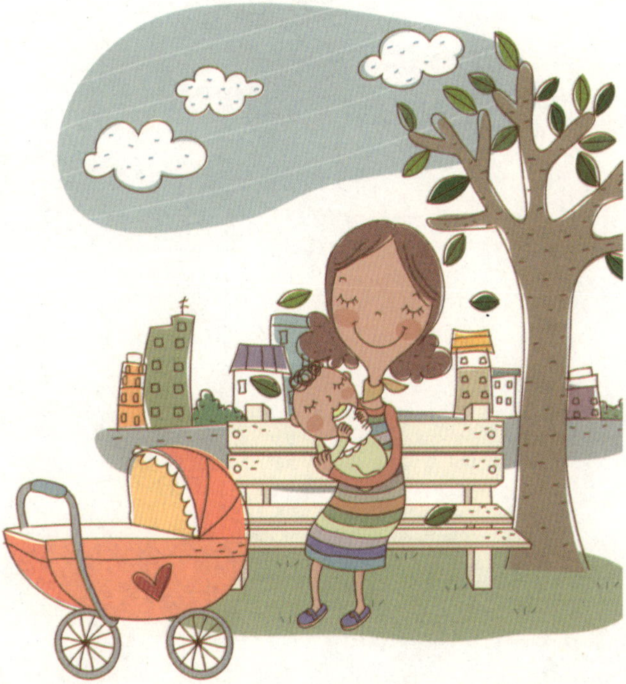

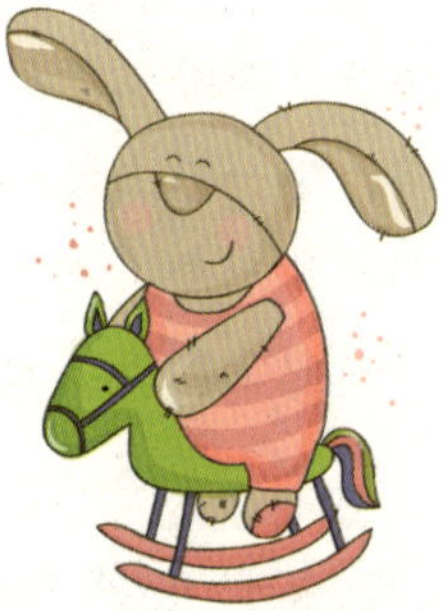

你已成妈

各种孕期论坛上，经常看见宝妈问这样的问题：你生了孩子出来，你老公没先看你而是先看的宝宝怎么办？有人回答：哎呀，那要是我，那不是要伤心死，千辛万苦给他生下娃，竟然不先看我，不先看我，不先看我……

自从开膛破肚从肚子里取出来那一坨小鲜肉后，每每看见这样的帖子，我都想邪恶的微笑，年轻人，珍惜这最后一次自怜自艾的机会吧，后面你将发现：丢掉那些矫情、细腻、敏感与柔弱吧，你已成了妈，哪有那么多的细腻敏感；丢掉那些兴趣、爱好、内心情感吧，你已成了妈，哪有那么多的精力时间；乖张怪癖都滚蛋吧，你已成了妈，哪有那么多的这与那。什么？没那么夸张？好吧，请看下面的事例，注意，只是示例。

示例一：

贝塔喜欢不分昼夜地睡在我身上，于是我有大把时间躺在床上发呆、无聊。当我第 n 次数过他有多少根眼睫毛后，我终于想给自己找些其他的娱乐，下面是我和贝塔爸的对话：

“找几本书出来我看看。”

“诺，郑玉巧？”

"看过了。"

"诺，儿童常见疾病问与答？"

"看过了。"

"你是说要再买几本育儿书么？"

"不是，我想看我从前喜欢看的一些书，比如《红楼梦》《围城》《飘》《呼啸山庄》……"

直接打断："诺，《三国演义》？"

"呃，人物太多，不想看……"

"诺，《水浒传》？"

"里面文字略晦涩，且打斗场面描写太过逼真，看着脑补出画面后晚上会做梦……"

"不行，就看这些！"

"为什么？！"

"我们是男宝，你是男宝的宝妈，以后要与他同兴趣共爱好！"

示例二：

一日捧着贝塔满地闲逛（小东西要抱着，要抱着走，要抱着边走边和他搭话或唱歌，才开心！），他爸在床上看手机，这是近几月我家最常见的亲子画面。他爸突然问我："胡兰成是谁？"

"一个大汉奸，汪精卫的人，《前世今生》的作者，张爱玲的一任老公。"

亲子画面继续，被他爸这一勾搭，突然想看《小团圆》。

"帮我买本《小团圆》来。"

"什么东西？"

"小说。"

“谁写的？”

“张爱玲。”

“写啥的？”

“自黑以及黑其他的隐自传小说。”

“看过吗？”

“看过，书是盗版的，看完搬家的时候扔了。”

“那别看了，看《三国演义》好了。”

无言以对，突然灵光一现：“贝塔后面也可能问我，胡兰成是谁的。”

“那行，下次买书时候给你带上。”

“下次什么时候买书？”

“你不是不需要多几本育儿书了么？那就等再给贝塔买图画书的时候，明年吧。”

“什么？我现在要看这个书！”

“看《水浒传》去！”

示例三：

一日贝塔继续睡在我身上，突然想起胡适和陆小曼的一段公案，偷偷摸摸找来手机查了胡适若干八卦来看。好看文字界的小八卦这一恶习，看来生产的时候并没有随贝塔被医生给我拉出来。

白天看的得趣，晚上就兴致勃勃地给贝塔爸讲新看到的胡适给沈从文做媒的那段，抱着贝塔讲得眉飞色舞、神采飞扬。突然：

“白天宝宝睡觉的时候你为什么不休息？”

“我休了……”

“休个屁，这些你哪里看的？”

“我之前就知道……”

“放屁，我怎么没听你讲过？”

“我讲过你忘了……”

“我虽然记不住故事情节，但我记得住映射关系，没有胡适和沈从文这对关键字！”

和搞计算机的哥我还能说啥……“今天看的……”

“是啊，你白天为什么不休息？还玩手机！”

“我睡不着！”

“强迫自己睡！”

“靠强迫入睡的人生你不觉得太悲惨了么？”

“强迫还不能入睡的人生你不觉得就要不长久么？白天不睡晚上不睡，你是要把自己累死么？”

原来是心疼我啊，贝塔妈很吃这一套，一脸的媚笑：“心疼我啦？”

“那倒不是，你累死了宝宝就没妈了！”

示例四：

又是在我家典型的亲子画面中，这次我开场：

“网上有这样的调调——要什么名牌包包，要什么钻石名表，宝宝才是你最好的配饰。”

“谁这么窝心，真好，太省钱了！”

“想想，未来我抱着我的宝走在街上，就像女神一般，万众瞩目，万千宠爱，太美好了。”

贝塔爸欲言又止……

“你要说啥？”

“你忘了，女神起码是要优雅的，是要端庄的……”

瞥了眼镜子里的自己，缩着脖子，斜着身子，用我不纯熟的抱姿尽可能地叫宝在我怀里歪的更舒服些，感到无言以对。

贝塔爸继续:“而且，你和宝宝上街，主体不是你，是宝。你觉得会有多少人把注意力放在你身上呢，连你自己都不会，搞反了，他怎么会是你的配饰呢。”

啊，或许我们确实是万众瞩目的对象，但那是小宝贝贝塔，而不是我。就算每一个行走往来的路人都不吝啬向我们送来一缕目光和微笑，那也是给宝贝贝塔的，而我，孩儿他妈，只有报以回馈微笑的份儿。于是我幽幽地更正道:“好吧，我修正一下，不是他是我的配饰，而是我是他的托盘。”

贝塔爸很兴奋：“这回说对了！”

写到这里，他爸凑过来：“在写啥？”

“吐槽。”

“有什么好吐的，你不是说有了宝极其幸福么？”

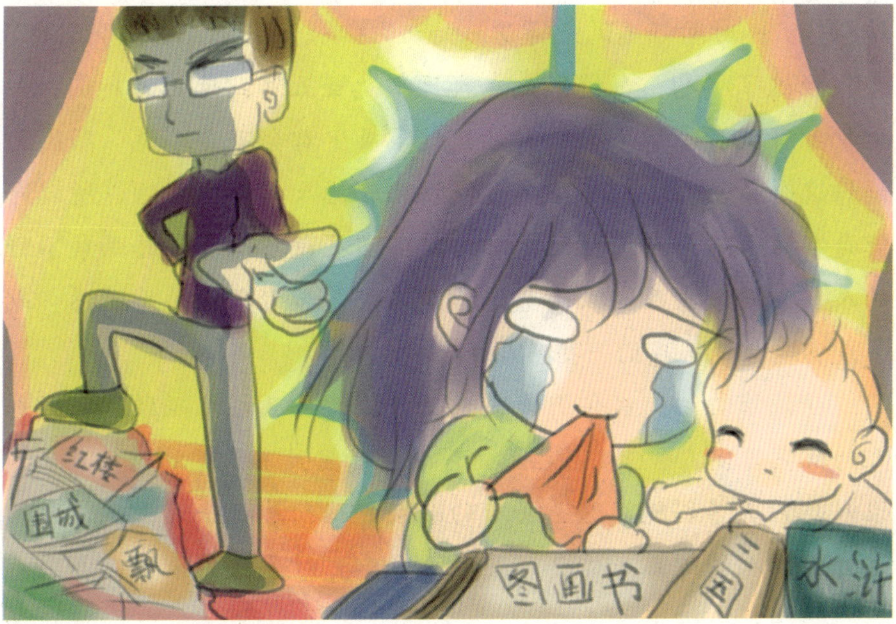

“想吐，以吐的方式歌颂自己的奉献与蜕变，以此隐含地表达自己的幸福之情。”

写完上面几大段给贝塔爸看，得到的反馈是：“幸福之情呢？写的也太隐含了……”

总之，听人叫句妈不是件容易事儿，你已成了妈，且行且珍惜吧。

【后记】我们都需要经历的自我转换

从若干年前，女性崛起伊始，大凡有小家庭组建，地球总是那个女，而男，多半只是月亮，只有围着地球转的份儿。而整个孕期，女更加升级，一跃成为了太阳，公婆、父母、老公几大行星围着你转、转、转。一时间好不风光得意。

经过了孕期，习惯了走在哪里都是女王驾到范儿的我们，当把护身符从身上请下来的时候，或多或少都会有些不适。而因为妈妈这个角色，我们要给宝贝提供比其他人更多的照顾，所以即使是在月子中，我们往往是那个陪伴宝贝最多的人、睡眠最不好的人、最腰酸背痛的人。身体的没有恢复和心理上的反差感，或多或少地会带给我们一些不痛快。

但没有办法，我们只能又快又好地适应从被人照顾到照顾别人的角色转换，适应从自己不讲理到忍受宝贝不讲理的场景变换，谁叫我们成了妈呢？这是女人的必经之路，总有一天，我们要通过怜爱别人的方式来体会满足和幸福感。对于我们来说，那块从你身上掉下来的肉，就是你自己个儿，爱他就等于爱自己。

产后抑郁症，现在已经越来越常见，越来越普遍。想要抵制这种情况，除了家人给予我们足够的关心和帮助外，更重要的一点，是我们自己要做好内心的建设和角色的转换。

奶牛的尴与尬

大多数的妈妈都会成为奶牛。奶牛路上，妈妈需要经历太多的尴尬。什么？你不信？那我们具体瞧瞧。

首先是来自于世人的“拷问”。除了定期做儿童保健的时候医生会问“母乳还是人工喂养？纯母乳么？”（这本是理所应当），小区里每个老大妈以及即将成为老大妈的小大妈几乎都无一例外地拉住你（只要你手里抱着奶娃娃）这样聊：

“哎哟，真胖乎的小孩，吃奶粉还是吃母乳啊？”

“哦，母乳啊，母乳好啊，母乳养人，够吃不？”

“够吃啊，够吃好啊，省钱了，奶浓稠不？”

“奶稠好，不然宝宝吃不饱，左右产量均衡吗？”

在我看来，人肉奶瓶的产奶能力，这本是一件和人民币多寡、内衣裤尺码一样私人的话题。但前两者远没有后者私密，比如人民币，仍有多种方式可以擦边地聊：

“买房还是租房啊？”

“哦，买房啊，那挺好的，稳定了，多少钱一平方米买的啊？”

“赚了不少啊，那时候是全款还是贷款啊？”

“贷了多少啊？”

“那首付也挺多的啊，家里帮忙还是自己攒的啊？”

回答自己攒的，人家会说：“真厉害，那时候工作几年啊？”于是平均年度结余露底。回答家里资助的，人家会说：“刚毕业的年轻孩子么，肯定要家里帮一把。花家里钱肯定不忍心，是按照可贷的上限贷款的吧？” 回答是，人家接着说：“哦，那月供一个月得还多少啊？”于是当前平均年收入露底。

而至于内衣裤，你总不能上去问人家：“多大码内衣？”“内裤几个颜色？有没有口袋？”、“多少天换一条内裤，一般都啥颜色的？”

跑题了，继续说奶。

母乳这玩意，就和人民币一样，你说你拥有的少的时候，路人嘴上会劝解：“此物不可强求，多与少不影响幸福指数。”但心里会默想：“恩，较差劲，不合格哦。”而后向你好意

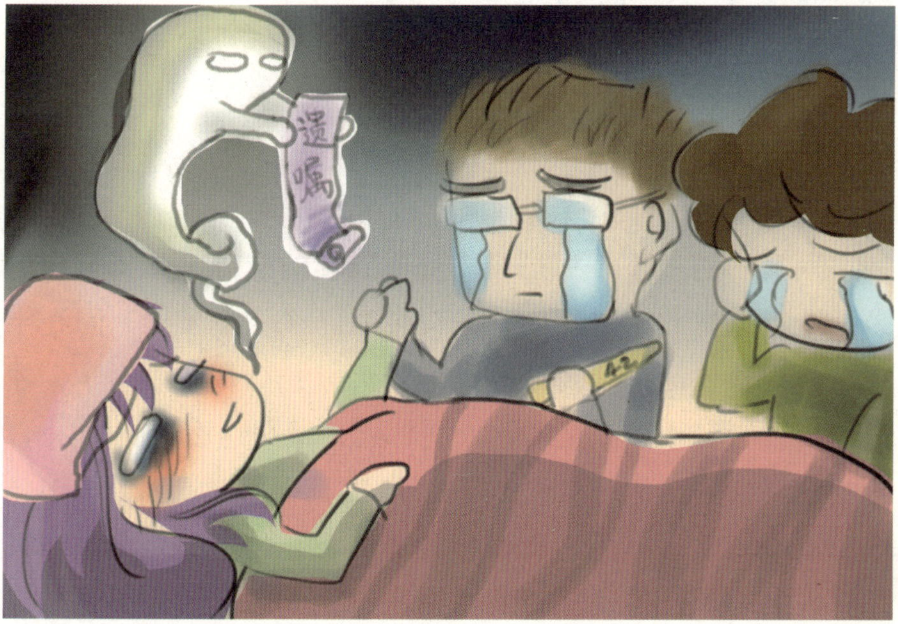

推荐多个下奶偏方。如果你说："我不需要，我觉得现在这样没什么不好。"大家会给你一个极其不解的眼神，似乎这个回答跟"我觉得现在挺好，我不需要更多的人民币"一样显得虚伪。

所以我说，铺天盖地的"你母乳否？你纯母乳否？"是奶牛们面对的第一尴尬。

而母乳这东西又和人民币不一样，不是越多越好，因为有一种疾病，叫乳腺炎。

这真是我经历的最痛苦的病，没有之一。

当在一个伸手不见五指的月黑风高夜，你咬着牙抱着暖水瓶盖着三床大被还不停瑟瑟发抖的时候，你就应该知道，它来了。冷过是极热，极其热。体温可瞬间蹿升到 41 度多，稍作停留后涨到 42 度多（不夸张，亲身经历）。

41 多的你和 42 多的你，感受是大不相同的，简单地说，就是灵魂是否还在躯壳里的区别。

前者温度下，你浑身酸痛，只有出的气没有进的气（我是真正体会到《水浒传》中常见的这一描写的妙处，快死了，或者自己感觉自己快死了，真的是气只出，吸不进），特别想谁能给你来一针，或者降温，或者安乐死。

而后者温度下，你已经感受不到你的酸痛，你感觉你的人是没有重量的，是飘的；好似灵魂已经飞上了天，飘在半空中俯视着自己的肉身，温柔地告诉你："那个小盒子，才是你最后的家。"（是的，人之将死，就是这么文艺）

所以，体温计的温度上限是 42 度真正科学，因为马上，你就不需要体温计了。人在极限痛苦下，是没有死亡的恐慌和对人世的留恋的（原谅我矫情和小题大做，因为事先不知道只是个乳腺发炎，那个月黑风高夜，我真的以为自己就这样轻轻地走了，撒手人寰）。在本人被架下床的一刻，我只是抬眼看了下贝塔，和他爹叮嘱：“我死了宝宝交给她姑姑养，我是不放心养在你手里的。”没有不舍与哀伤，只有浑身的虚脱感与虚无。

当时隔多日我活着回来坐在这里码这段文字的时候，我想把它称为奶牛路上的第二尴尬或许不妥，这应该称为奶牛路上的第一痛。

即使是奶牛，也不可能长期待在家里，你不需要出去放风，宝还需要出去透气呢。有时候出门前刚刚给他吃好，不知道为啥，出门一小时不到他就又要吃，这时你不免面对另一种尴尬，当众喂奶之尴尬。

处于各种各样的原因，有些妈妈只能将奶水挤出来放在奶瓶中喂宝宝，比如自身携带的奶嘴型号和宝不匹配；而有些妈妈只能亲身喂宝宝，比如宝宝不吃奶瓶。

贝塔就是如此，出生后直接住了十多天的医院，住院期间一直是吃奶瓶。回来后原本奶瓶和妈妈都吃，可是自从我得了上文中的乳腺炎，害得这小子连续三天没有吃到妈妈的奶后，就很坚决地再也不吃奶瓶（他把这一笔账记到了奶瓶身上）。

这一变故给我们带来很多麻烦：出门打预防针，挨了疼，宝要吃吃安慰自己，当妈的总不能拒绝吧；出门去医院做定期儿童保健，又是抬头又是趴着，好累，宝要吃吃犒劳自己，当妈的总不能拒绝吧。这些还好，总是会有其他的小宝和其他的妈妈也在做这样的事情。最尴尬的是，超市里、商场里、公园里，宝宝哭起要吃，你给，周围的人都用那样异样的眼神看你，好像你在随地大小便一般。

但是没办法，很多时候你只能去公众场合“伤风败俗”去。因为宝要出门，你作为他的随身物品要一起出门，就这么简单。简单的问题却不见得是好解决的问题，很多如我一般的妈妈们，只能在男人们歧视（“这娘们太没家教了，幸亏不是我老婆”）和女人们鄙视（“哎呀妈呀，真给女人丢脸，丢人丢到大街上了，我以后生了娃可不能这样”“我那时候也没这样啊，出来就给吃奶瓶得了呗，不要脸”）的目光中，艰难且坚强地坚持。

这算不算奶牛路上的又一尴尬？

我把这段文字给一位工作岗位上的妈妈看，她告诉我，有的奶牛还会面对另一尴尬，备奶之尴尬。特别是单位没有母婴室、没有冰箱、没有隐蔽一点的会议室，甚至卫生间没有洗手台的时候。而且如果遇到一个对此不理解的上级，呵呵，他会在你拎着吸奶包走进厕所20分钟才出来后，对你说，呦，又便秘啦！

生娃不易，奶娃亦不易。

【后记】我们都是信仰坚定的人

每个妈妈都是信仰坚定的伟大女性，母乳妈妈是，奶粉妈妈是，所有妈妈都是。

所有的妈妈在养育宝贝的路上都会遇到各种各样的尴尬，母乳只是其中之一。比如大晚上宝贝发烧去医院吵到邻里，可能你就会收获到大家的白眼与指责；比如公共场合你不得不给宝贝换尿不湿，可能你也会面对大家皱起的眉头和厌恶的眼神。我们都是信仰坚定的人，我们都是用我们的强大意识去坚定不移地战胜困难的人，我们都是值得自己点赞的人。

我们的信仰是：理解总比不解多，方法总比困难多，快乐总比愁事儿多。

不疯魔不成活

有一段时间没码字了，你猜贝塔妈干什么去了？

什么，贝塔最近比较闹，贝塔妈无暇分身？不！什么？贝塔爸最近工作比较忙，贝塔妈分摊家务比较多？不！什么？贝塔家里的鼠标坏了、键盘挂了，贝塔妈不能写字了？不！那贝塔妈是干什么去了？

贝塔妈最近好忙，忙到无法码字，你猜忙什么呢？忙着观察贝塔是否吐泡泡。

对，就是在忙着观察贝塔是否吐泡泡，要不是今早上刚刚被医生骂了，贝塔妈现在还在忙着做这个事儿呐。这事儿啊，还得从两个礼拜前说起。

妈妈们都逛育儿论坛，尤其喜欢育儿论坛里面的同龄圈。相同月龄的宝妈聚到一起，抱怨抱怨小夜哭郎；讲讲孩儿他爹的坏话；研究研究婆婆帮忙带宝的好与坏。当然，更少不了研究宝宝的小嘴儿、小屁股、小身子。还有哪家网店奶嘴促销、哪家网站尿不湿打折、哪个牌子的包被好用、哪款哈衣更易脱穿、什么样的婴儿车躺着舒服、什么样的腰凳妈妈省力等，以及，宝贝什么样的症状对应什么样的问题。比如大便有泡沫是油脂类吃多了，估计是妈妈吃的油腻了，要赶紧忌口；比如头发磨得厉害，估计是宝宝缺钙了，要加紧晒太阳；再比如，宝宝睡觉吐泡泡，估计是得了吸入性肺炎，要抓紧看医生。

泡在育儿论坛上的妈妈，对这类“宝宝怎么了”的帖子尤为敏感，这些帖子一般标题为：“请各位妈妈帮忙看看我们的大便，这是怎么了？”“请帮忙看看我儿是不是缺钙啊？”“这到底是不是吐泡泡，是不是肺炎啊，我要疯了！”这类帖子最吸引妈妈，妈妈们对照着帖子上的图片和描述，观察着自己的宝，稍有一致，就着急忙慌地回帖：“我家的也是这样，怎么办啊？楼主后来看医生了吗？”“和楼主的症状一样啊，楼主后来确认了吗？”

贝塔妈就是两周前被这样的帖子带到沟里面去的。帖子说：二三个月以内人小的小小宝，得了肺炎不一定马上就开始咳嗽，多半先是吐泡泡，而后拒奶，呼吸不畅。这么大的宝宝肺炎多是吸入性肺炎，所以并不会发热，等大人发现明显的症状之后，就比较严重了，届时再去看医生，一般都会直接收入院。帖子下面，各个宝妈回帖贴自己家萌宝的照片，照片上的小宝无一例外地脸上、嘴巴上挂着口水，照片的文字描述也无一例外地写成：“我家这算吐泡泡么？”。宝贝们各种萌呆的表情都有，但妈妈们注意力都不在这里。如果你回帖夸奖这个小宝长得白嫩可爱，宝妈会回复：“谢谢，宝妈顺便帮忙判断判断，这是吐泡泡么？”如果你回帖评价这个小宝表情逗人，宝妈会回复：“宝妈别闹，帮我看看这算不算吐泡泡是正经事！”

贝塔妈也开始对号入座：吐小泡泡，对；睡觉的时候尤甚，对；睡眠变得不安生，对；呼吸声重，哎呀，更对。这没跑了，赶紧去看医生吧，晚了得肺炎了，要住院ICU的，要两周见不到的，想想就心疼得要死。

赶紧喊他爹收拾着，带我们去医院吧。没想到贝塔爸像看怪物一样看着贝塔妈：“贝塔好好的，不哭不闹食欲好，哪里有生病的迹象，去什么医院？医院都是生病的大小孩，没病也会传染到病了。”

贝塔妈坚持：“等我们食欲有问题，那就是严重了。吸入性肺炎早期的症状就是吐泡泡，久了要住医院的。”

贝塔爸不肯松口：“医院还是不能随便去，宝贝太小了。我觉得没事，反正我不同意去医院。”

没有贝塔爸配合，贝塔妈一个人要把贝塔弄去医院，完成“赶路—挂号—看医生—做检查—抓药—赶路回来”的全套流程几乎是不可能的。但坚毅勇敢的贝塔妈并没有被这么一点困难吓倒，不就是全靠自己么，有什么了不起，妈妈没法独立把宝贝弄到医院，但是可以有其他方式向医生求助啊。

于是贝塔妈开始严格记录贝塔一天的日常情况，记录方式有：文字、图片、视频。白天吐了多久多大的泡，光用语言描述可说不清，拍照；晚上呼吸多重及打多大的小呼噜，光用文字记录可表达不明白，录像。贝塔睡着时妈妈醒着观察，做数据统计，一分钟呼吸多少次，单单数一次两次可不准确，三十分钟数一次，在电子表格中画成折线图。

一周后，贝塔妈带着数页纸质材料和数兆的电子视频和照片只身前去看医生。路上贝塔妈信心满满：看我详尽的记录，不带娃也能达到带娃的效果；男人去死吧，关键时刻当爹的是靠不住的，还是靠我们女人自己。

没想到，那个慈眉善目的专家医生——老奶奶，仅看了

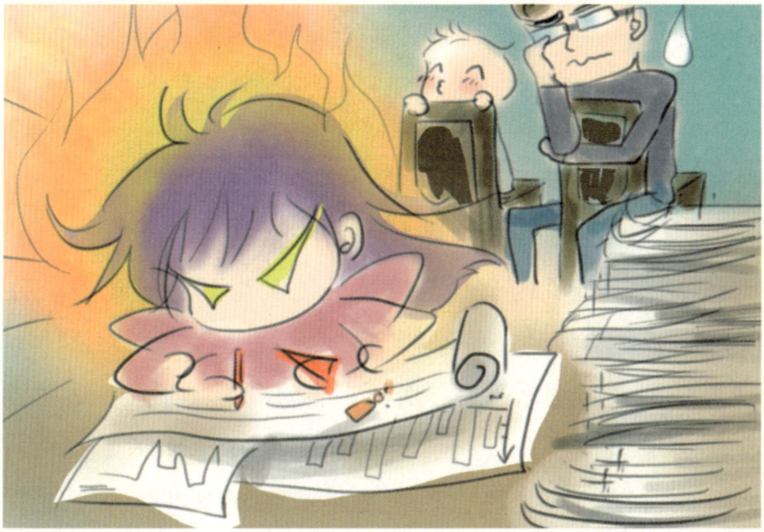

一段视频就下断言："行了，别的不用看了，拿回去吧。孩子呼吸没事，看起来是肠胃有点不舒服，是不是你给他吃多了？孩子已经挺胖了，不能过度喂养。"

"嗯，最近是吃的有点多，因为我想确定他是否拒奶。"贝塔妈有点不好意思。

"都撑成这样了还拒奶啊，是不是拿着肺炎的症状对号入座呢？还有你这样还算吐泡泡么？你这是小泡泡不假，就这么一点点泡，这是孩子在玩口水呢，小宝贝发育挺快的，这么小就有这么多口水，还知道玩起来，很好。不过，"医生话锋一转，"你这样养孩子是不行的，折腾孩子不说，大人时间长了也是吃不消的。养孩子的路还长着呢，这样神叨叨的怎么行？"

然后，然后就没有然后了，因为我又恢复正常了，这不，坐在这里码字。那个，贝塔爸还对贝塔妈这两周来的行为加以了总结：不疯魔，不成活。

【后记】谨慎乐观，还是乐观但谨慎

新妈妈们走的都是谨慎乐观的路线，谨慎在前，乐观在后。先谨慎，宁可错杀一千，不能放走一个。谨慎过后，确定宝一切无恙，再乐观也不迟。除了这个吐泡泡事件，贝塔妈还干过另一件在贝塔爸看来足够发神经的一件事情。

贝塔天生胃肠就比较好，别的小宝拉稀、便秘，贝塔都没有，别的小宝出现绿便、土黄便，贝塔也都没有。按说贝塔妈大可不必那么关注贝塔的小屁股，但是贝塔妈找到了另一个突破口：找血丝。

有那么一次大便，贝塔妈在里面找到了一丝疑似血丝的红色，戴上手套一捏就碎了，搞不定到底是什么东西。拿着大便去医院化验，医生说排便超过两小时不够新鲜，下次新拉了再来。下次再拉，依旧有红色血丝，送到医院去检查，却没有潜血，医生说什么事情都没有。怎么能够这样就放过了呢？分明在家看见了红血丝啊，不行，妈妈要把问题大便翻出来再送到医院去化验。

然后，贝塔妈就和自己玩了三天"群黄中寻一点红"的游戏。再然后，就没有然后了。总之截至当前，贝塔还是一个爱吃爱喝爱便便的看起来一点消化道问题都没有的小孩。

贝塔妈的亲身经历说明，谨慎没有不对，但应该乐观先行。乐观先行，在宝贝没有明显不适（比如哭闹、拒奶等反常态行为）的时候，我们应乐观相信宝宝当前的健康状态，而不是自己给自己"找事儿"；而当宝贝有明显反常的时候，我们再拿出自己的谨慎态度，认真观察宝贝的反应和情况，必要时积极求助医生。实践证明，妈妈们不应该谨慎乐观，建议乐观但适当谨慎。

老法儿有理

自诩为新生代知识女性的我等，当然自认为武装在我们身上的知识外衣是异常雄厚的，老一辈的很多方法和观点，都落伍了，只有我们最超前。工作如此，生活如此，养娃自然也如此。

年轻妈妈们遇到育儿新问题，常见的问题处理流程大多如下：发现问题—查书—搜百度—各育儿论坛发帖求助—各育儿妈妈群询问咨询—汇总，得到结论或处理方法。什么，问妈妈或问婆婆？还是算了吧，她们的方法都老掉牙了，要多不科学有多不科学，要多落伍有多落伍。

而最近发生的二三事，让贝塔妈不得不重新思考，老人们的方法是否真有那么落伍和不科学。

事件一：绿粑粑事件

贝塔小朋友肠胃一向很好，这一点贝塔妈很是自豪和欣慰。因为贝塔爸妈都不是肠胃很好的人，一个肠胃敏感，稍有些冷或辣的食物都耐受不得；一个肠胃更敏感，大夏天的吃些常温瓜果都保不齐要拉肚子。而贝塔小朋友嘴巴倒是壮得很，奶热点冷点无所谓，米粉浓些稀些不在乎，反正一切好吃的来者不拒。便便也正常的很，一天该拉 4—6 次的时候就拉5次，该拉2—4次的时候就拉3次；该稀便的时候就稀便，该软便的就时候就软便；一直都是黄澄澄、金灿灿。

直到前两周，贝塔突然拉起了绿便，绿的像煮熟了的菜叶。这可是吓坏了妈妈，不过姥姥看见了绿便却不以为然，说这是小孩子吓到了，小孩子吓到了就会拉绿便，没事的过几天就好了。妈妈将信将疑地开始查书、查百度，说法有两种，一种说是吓到了，要请人来“收一收”，所谓的收，就是请年纪大的老人用小米等道具做一些小“仪式”；另一种看起来是更科学的说法，说绿便是饥饿性大便，是宝宝没吃饱饿的，吃饱了自然会好。

对于第一种说法，这种和姥姥一样的说法，贝塔妈心里很不相信，这不是搞封建迷信么？一个是神经系统的事儿（吓到了），一个是消化系统的事儿（绿便），怎么会有关系呢？竟然还要通过那么迷信的方式破除。显然第二种说法更有道理，可能是最近贝塔食量涨了，而妈妈的奶量没有涨，把小宝饿到了。

为此，妈妈很内疚，自己把小宝一向正常的大便搞坏了，这还了得。赶紧干预吧，该追奶追奶，该加餐加餐。奇怪，贝塔拉绿便的状况非但没有好转，反而开始有些厌食，水果、辅食等以前看见就会兴奋地大叫的东西给他，他会把头扭来扭去地躲起来；给他乳头也只是含在口中不吸，拿走就拿走，一点不迷恋的样子。而绿便便，还是照拉不误。

这急坏了妈妈，可一事儿没好又来了一事儿。爸爸、姥姥都建议先别给贝塔加餐，现在看起来贝塔并不饿，搞成厌食就不好了。虽然爸爸也不相信姥姥口中的吓到了，但爸爸显然也不认为贝塔是饿到的。就这样过了一周，有一天，奇迹般的，贝塔的便便自己好了，变回原来的金灿灿、黄澄澄的状态了，莫名其妙。

而后来贝塔又一次拉了绿便，那次是去医院做定期体检，遇到一个小姐姐全程拼命大哭，贝塔紧张地抱紧妈妈，瞪大他的双眼，小脖子梗得硬硬的，一副很害怕的样子，而后回家后，就开始拉起了绿便。有了上一次的经验，妈妈淡定了很多，没有去管它，果然不到一周的样子，便便又自动恢复正常。

妈妈使劲回忆了一下，第一次拉绿便时，也适逢一个小哥哥到家里来玩，因为路上摔了一跤，小哥哥心情不佳，加之对陌生环境的恐慌，小哥哥在屋里面大叫了十五分钟。当时妈妈怀抱着贝塔过去和大家一起哄小哥哥，忽略了怀里贝塔的感受。那是贝塔第一次听见有人在自己面前拼命喊叫，估计反应一定是强过第二次听见小姐姐叫时的反应，只是当时妈妈没留意。这么说，两次绿便都是出现在听到大孩子的喊叫之后，说是吓到也不是没有道理。

事件二：包被事件

贝塔妈一直不承认，那种方形的小毯子，之所以叫做包被，是因为它原本的作用是包裹宝宝用的。怎么会呢？把宝宝包起来是多么不舒服啊，影响我们的发育和成长，只有我们小时候，大人们图方便，才会把我们包成一根硬硬的棍子，好随时随地夹起来就走。

所以贝塔从小就没有用包被包起来过，就算在月子里面的他只是软塌塌的一坨，妈妈也是尽可能小心翼翼地拖起，而绝不包裹，那么落伍的方式我们才不用。

贝塔睡觉一直不是很踏实，总是有一点点声响就会醒过来，有时候甚至需要抱在手里才会睡得安稳。因为睡觉不够安稳，妈妈就很少去纠正宝宝的睡姿，怕把他吵醒。贝塔总习惯把头歪向一侧睡，久而久之，有一侧的头就有些睡偏了。期间姥爷总告诉妈妈，如果把贝塔包起来睡，他会睡得踏实一些，也更容易固定在同一位置上，对纠正偏头也有好处。妈妈深不以为然。多限制贝塔的活动啊，那怎么行？

后来，妈妈产假结束上班了，家里变成了姥姥、姥爷的主战场。每晚下班回家问贝塔今天的睡眠情况，得到的回复总是：不错，睡了很久，还朝着头大的方向睡了。妈妈很狐疑，怎么妈妈不在，贝塔突然就出息到了这个程度？

谜底终于在妈妈身体不舒服、请假提前回家的某一天被揭开了。妈妈下班回到家，正看见姥爷把瞌睡的贝塔放在一块大包被上面，包成一个粽子样，然后扛起来，安抚哄睡。说来也怪，这样一包，贝塔很快就结束了睡前吭吭唧唧的状

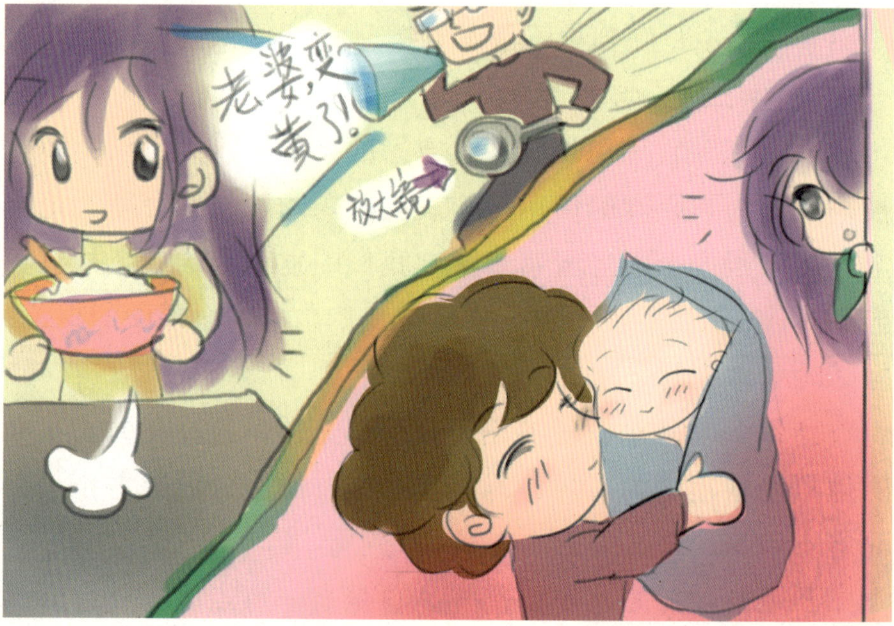

态，一头扎入香甜的梦中了。梦中偶尔微笑，一副安全感十足的样子。

贝塔妈看到这，偷偷地退回到自己的房间，从此默许了姥爷把贝塔包起来睡觉的行为。或许，那些我没听说过的或者在我看来土得掉渣的方法，也是有它的科学性和道理，不然怎么会如此代代相传呢？

【后记】科学与经验

年轻的妈妈们都崇尚科学育儿，这本没有错，但科学实在是个庞大的体系，除非我们是专业出身，否则很多育儿的科学或原理，我们是无法全面地了解和掌握的。就如上面事件二中的包裹，后来贝塔妈学习到，这其实是一种很有名的安抚方法——5S安抚方法的第一步。5S说，包裹中的宝宝更有安全感，因为这种模拟子宫一样拥挤的感觉，会带给他更多的熟悉感，所以我们才会说：襁褓中的婴儿。婴儿，是应该在襁褓中的。

贝塔妈排斥包裹，是想当然地以为这样影响运动。姥爷认为需要包裹，并不是他有这方面的知识储备，只是依照老法儿，从前贝塔妈他奶奶哄贝塔妈的时候，就是这样干的呀。

所以想和我们这些年轻的革新派们说，老一辈的说法，也不一定都是错的，科学本来也是经验的总结。发生在贝塔妈身上的类似经验总结还有：

用热水温奶瓶，不见得比热奶器受热不均，且还热的更快些。

乳腺发炎，喝蒲公英煮的水，痛饮几大碗，会有意想不到的消炎效果。

胸部小肿痛，捣碎的大葱和着鸡蛋清敷在上面，效果棒棒的。

所以，老法儿，有时候蛮有理。

一个人的当妈路

在贝塔妈还不是个妈，还是个自诩文艺浪漫小青年的时候，曾在网上见到自己表姐的一篇日记，当时大为感动。

日记的绝大部分是表姐在描述为人母的艰辛与不易：几点几点被宝掰开眼睛，是真的掰，宝用手掰开她的眼睛说“天白了，陪我玩吧”；几点几点给宝做吃食，又如何如何呕心沥血地喂到他嘴巴里；几点几点擦地收拾餐具，把吃一口掉三口的现场清理干净；用几秒钟收拾自己，往胃里面倒饭；用几秒钟狂奔下楼，踩着自行车直奔离家仅一公里远的设计院。哦，忘记说，这个设计院是在表姐生了宝后新换的工作，之前工作的那个业内数一数二的设计院离家太远了，路上要一个半小时。

而日记的尾声，是表姐结束了一天繁重的劳作，用她自己的话说，心力交瘁地躺在了床上，单手环着宝准备入睡，这时，耳边想起了表姐夫温柔的声音：“亲爱的，你最近好累，人都憔悴了很多，我们是不是应该出去旅行一下来休息休息，也培养培养我们的感情。”

一瞬间，表姐觉得心中有一股暖流从心底流出，暖流流过五脏六腑，到达全身各处。流过腰，腰不酸了；流过腿，腿不乏了；流过手，手上的腱鞘炎好了；流过头，哇塞，一天掉一大把的稀头发，又重新郁郁葱葱了起来。

当时我读到这里的时候，也是心中一大股暖流，流过我那颗尚未住过男人的心。真美好啊，原来你在洗尿布的时候，有那么一双眼睛注视着你：亲爱的，你的手粗糙了；原来你在夜里从温暖的被窝里爬起来抱宝的时候，有那么一颗心系着你：亲爱的，又睡不好；原来……这篇日志分明就是欲晒幸福而先述苦难，将幸福感洋洋洒洒地塞满貌似苦难的篇章，这种幸福，只有你在读完全文回头二刷的时候才能深刻体会。

可惜，这不过几年的光景，在我想起这个典故并把它写下来的这十分钟，我没有感受到温暖，也没有感受到浪漫，更没有看到从前顶在表姐头上的那个神圣的光环。我只是愤愤地纠结：为何我把宝哄得好好的交到你这个当爹的怀里，不到十分钟就大哭了起来，还哭的没完没了，我到底要不要去哄，要不要去哄，要不要去哄……

我哄完贝塔回来接着码字，我接着愤愤地想：现在要我重读那篇日记，我想我只会从鼻孔发出哼的一声——我才不要听亲爱的这亲爱的那，我只要你去把宝昨天的脏衣服都洗了。我不缺关心和赞美，我只要实际的帮助。

其实在这方面来说，贝塔爸做得还不错，每天到家都会主动抱贝塔，周末也尽量空出半个下午叫我补觉；也会经常拉着我粗糙的老手说，这手现在看起来真憔悴；也会在夜里我和贝塔滚成一团（他哭我抱，他扭我哄）的时候帮我披上一件衣服。但我并没有满足感，总觉得哪里不对，差着一个劲儿。比如昨天他下班后，我们的对话如下：

“贝塔宝，爸爸回来了，今天乖不乖啊？”

“宝和爸爸打个招呼，告诉爸爸我们可乖了是不是？亲亲爸爸，哎哟，不亲呀，哦，好，不亲不亲。你快去洗手！”

“爸爸又被妈妈批评了，没洗手就摸宝宝了是不是啊？和妈妈说啊，今天……”（今天的后面对应的是，对今天其公司其团队发生的趣事的描述）

“哦，还蛮有意思的。你把那个摇铃给我拿过来。”

“唉，今天还……”（今天的后面对应的是，对今天其公司其团队发生的不爽的、突发的、不如意的事情的描述）

“怎么会这样呢？那后来怎么办的？先把香蕉递给我，给宝吃一点”

“……”（此处省略大于500的若干字）

“哦哦，你把那个口水巾给我一下。”

“给，没我啥事儿了吧，我去洗澡了？”

“啥叫没你啥事儿啊，现在就去洗澡啊？”

“身上好痒啊！我不是都陪老婆孩子半天，还拿东拿西了吗？”

……（洗澡时间）

“宝今天发生什么好玩的事儿了吗？”

“宝……”（此处省略我眉飞色舞的500字）

“哈哈哈，宝越来越可爱。”

“今天我们单位……”（对今天我公司我处室发生的趣事的描述）

“哦，上班少凑热闹，不忙的时候多休息一下。”

“唉，休息不到，你知道吧，今天我们单位……”（对近期繁重日常工作的表述）

“哦，那自己也要学会休息，这样晚上才有力气和宝宝对抗。对了，实验室（指的是硕士时学校的实验室）十周年庆典，你说我要不要去？”

“在哪里举行？”

“深圳，大家都想去的，周末去的，周五走周日回，特价机票，来回才1300，只有三折左右呢。”

“……”（不作声）

“贝塔帮爸爸问问妈妈，爸爸能去吗？”

“……”（不作声）

“贝塔？贝塔？问问妈妈撒？”

“特别想去么？”

（估计声音冷的滴水，贝塔爸怯怯的）“不是很想去。”

“那就不去了。”

“可是大家都去，我想留在深圳的××哥和××哥了。”

“那就是想去？”

“如果贝塔和妈妈需要爸爸，爸爸就不去。”

“……”（不作声）

“怎么了？生气了？”

“谁谁的老公，之前他们公司组织部门旅行，部门有一个同事，孩子3个月大，他把老婆孩子放家里自己去了。同事们觉得很不妥。”

“这不行，就老婆自己怎么吃饭呢，我们家好几个人呢，我也起不到多大的作用。”

“……”（不作声）

“机会挺难得的，难得十周年。”

我们的对话就到此为止了。我明白了我拧巴的点：有了宝，你还是你，而我不再是我。你可以有聊工作的热情，我应该把一腔热血都洒在宝身上；渴了喝水、乏了洗澡这些人生的正常需求，宝宝的存在并不影响你的安排，而我不行；同学聚会这种难得的大事儿，宝宝的存在并不影响你的行程，而我不行。宝改变的是我们，但单单只改造了我。

但这又有什么办法呢？一句妈妈得来的总是要比一句爸爸得来得不易。当妈的路上，默认的配置只有这一双大手和一对小手。收起这些自怨自艾吧，有这个时间，不如锻炼身体、增强体力、丰富育儿知识来得实在。至于孩子爹，没办法，只有在家庭管理中去民主留集中好了。

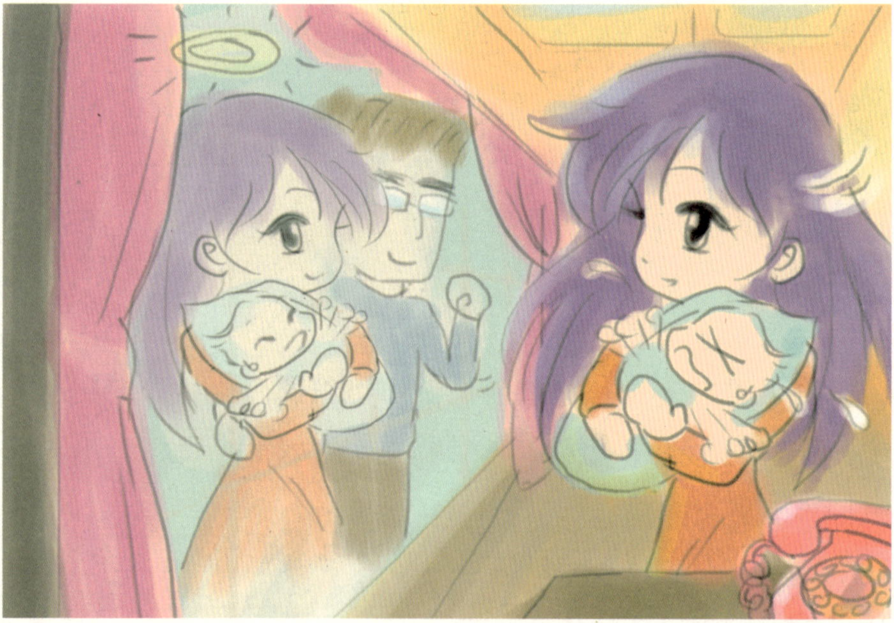

【后记】新夫妻关系

有了宝宝后，夫妻关系发生了巨大的变化。就算是原来超级独立的汉子级女生，也会被孩子的各种需求、各种突发事件搞的筋疲力尽。希望爸爸能够在其中起到一定的帮助作用是再正常不过的想法。

因为性别差异，父母在生育和哺育宝宝的过程中，其参与力度是没有可比性的。起码，小东西由一个单细胞到一个蹒跚学步孩童之间的二年左右时间，父亲和母亲的意义差别，简直如月亮和太阳之间的体积差。所以爸爸在育儿问题上，没有妈妈所反应那么本能那么忘我，也是正常。

那我仍需要来自娃他爸的帮助怎么办？我的经验是，主动要求好过等他自发地去做。把自己心里期望的，都转换成明确的一、二、三表达出来，不再下班后和他说：“我好累。”而是告诉他：“你需要把奶嘴洗干净放到消毒锅里面去，然后把口水巾泡起来，并把宝晾干的衣服都折起来。”

矛盾中求生存

每个妈妈都有自己的小组织，比如小区中心花园的溜娃小分队，网上的妈咪群、妈妈论坛。新手妈妈们在这里交流经验，分享心得，吐糟烦心事儿，互相帮助着共同进步。

我所在的这些小组织中，近期有个妈妈群里面讨论了这样的一个话题：作为一名新手妈妈，你面临的最大矛盾是什么？

有妈妈说，自己面临的最大矛盾是新家庭成员与原有生活方式之间的矛盾。说得多对！新家庭成员，指的是为了照顾宝宝来到家里的老人，多半是宝宝的爷爷奶奶或姥姥姥爷。虽然是和自己（或爱人）的父母生活在一起，但因为成年后长期的分开，很多生活方式都已不同，比如你喜欢吃佐料他不喜欢蒜，你习惯早睡她喜欢看晚间新闻。作为家里的女主人，新妈妈自然是处于这种矛盾的核心地带：他向你投诉了她，她请你管管他，你希望她能够体谅一下你，她觉得你没有把她当自家人……你的、他的、她的、他们的需求，汇总到一起，轰炸着你的交感神经。

有妈妈说，自己面临的最大矛盾是两代人间的育儿观念差所引入的矛盾。多有道理！如以下的问题：你想宝宝纯母乳到六个月；奶奶恨不得他四个月就开始吃鱼虾。你听见宝宝哭想马上抱起他，觉得这样是帮他懂得爱，培养他安全感的好方法；姥姥觉得孩子不是这样的一个惯着法儿，越抱就越是要求抱。你本着“要想小儿安、三分饥和寒”的想法，觉得即使大冬天也不必一定穿得像个包子；奶奶觉得寒气入体是万病之源，一定要穿暖、穿暖，再穿暖……虽说鸡毛蒜皮，但这鸡毛蒜皮就如那顽固不化的头皮屑一般，零零碎碎、斑斑点点，却也日日夜夜、绵绵不绝。

有妈妈说，自己面临的最大矛盾是时间的缺少与工作家庭两手都要抓之间的矛盾。可真是！很多时候，新妈妈无法加班，因为没办法，到了晚上某个固定的时间点，他只要你一个人，你不在，他就哭的地动山摇。很多时候，新妈妈不得不请假，因为没办法，有些场合，他只需要你的陪伴（比如打预防针）。很多时候，你不得不蓬头垢面、毛衣起球、刘海儿出油，因为没办法，你原来打理自己的时间都用在了哺乳、拥抱和安抚上。你想如从前一样，尽情地做自己喜欢的事儿，说走就走，说做就做，但是没办法，宝宝他紧紧地抱着你不让你走，又眼巴巴地盼着你回。宝宝对你的需要，就是一把无形的大锁，锁住你的时间、你的身体，甚至你的心灵。

有妈妈说，自己面临的最大矛盾是小宝日益增长的物质文化生活的需要同自己干瘪的钱包之间的矛盾。多中肯！现在什么都那么贵，一个小小的身子，竟然需要那么多东西来打理。首先你得吃穿，长牙之后的各种吃食：泡芙、米粉、磨牙棒、健齿棒，鱼泥、肉泥、蔬菜泥、水果泥。接着是各种大小、各种薄厚的各色服装：衣服、裤子、帽子、袜子、鞋子，围巾、坎肩、手套、脚套、耳包。而后你要住行：包被、棉被、夏被、睡衣、睡袋，躺推车、坐推车、伞棚车。你还得拉撒：婴儿马桶、湿巾、尿不湿，爽身粉、护臀霜、润肤油。这根本不算完，我还有多少东西没数到，您看看：奶瓶消毒锅，澡盆水温计，洗发水沐浴液，围嘴口水巾，牙胶安抚奶嘴，摇铃床铃健身架……

也有妈妈说，自己面临的最大矛盾是天黑就精神的小宝和自己瞌睡虫之间的矛盾；与小小人同床共枕和同老公亲亲热热之间的矛盾；家务事的日益繁杂和老公作用日益变小之间的矛盾；甚至，想来趟出国游与一天八次哺乳之间的矛盾。

我能说这些矛盾我都有么？

这些矛盾总结起来，无非两类矛盾：做母亲与做自己之间的矛盾，一个人在路上与想有人帮你之间的矛盾。你是母亲，你也是你，所以你会被工作和家庭向两个相反的方向撕扯，你会在家人的需要（包括宝宝和其他家庭成员）和自我的诉求中迷茫。你是孩子的妈妈，他最重要的监护人，你深知自己理应是育儿路上那个最得力的孙猴子。即使是这样，你还是希望身边有猪八戒和沙和尚，所以你会边压抑着自己的情绪扮演着一个天使妈妈，边积攒着对其他家庭成员的不悦与不满，为什么我的夫那么不贤，为什么他不能赚到保姆钱，为什么老人不能既帮忙又不给我找麻烦（或者找我麻烦），为什么生活就不能万事如意。

可是人生哪来的万事如意，当我们憋着劲想把自己从小公主变成老母鸡（努力下蛋，或者正在怀着蛋）的时候，我们也曾听过来人告诉我们，未来生活将荆棘无数，你要做好披荆斩棘的心理准备。每一个说这话的妈，脸上都写满了坚毅，恨不得直接贴上条：我是圣斗士。过来人吓到了我们没有？并没有！这看似预警实则打气的告诫，反而更加激发我们的荷尔蒙：没有奋斗和奉献，哪能收获幸福与甜蜜。我什么都不怕，只为换宝贝的一个笑脸。

虽然产后四个月的炼狱期都让妈妈们或多或少地怀疑自己到底是不是那个金刚钻，有没有能力揽这个瓷器活儿，这真的是如瓷器一般易碎难呵护的小东西啊。但若问你，如果可能，愿意不愿意把他塞回到肚子里，我想100%的妈妈要说不，因为从你看见那小东西的第一天起，你就被他俘获了，人生怎能突然没了他，即使没了老公也不能没有他啊。

所以我说，吐糟归吐糟，既然舍不得把宝宝塞回去，那就尝试着在矛盾中生存吧。任由琐事撕扯着你的时间吧，任由生活各种拧巴着你吧，完美世界的春秋大梦做做就好。大肚子时设想的产后完美生活，也就闭着眼睛回忆一下就好。

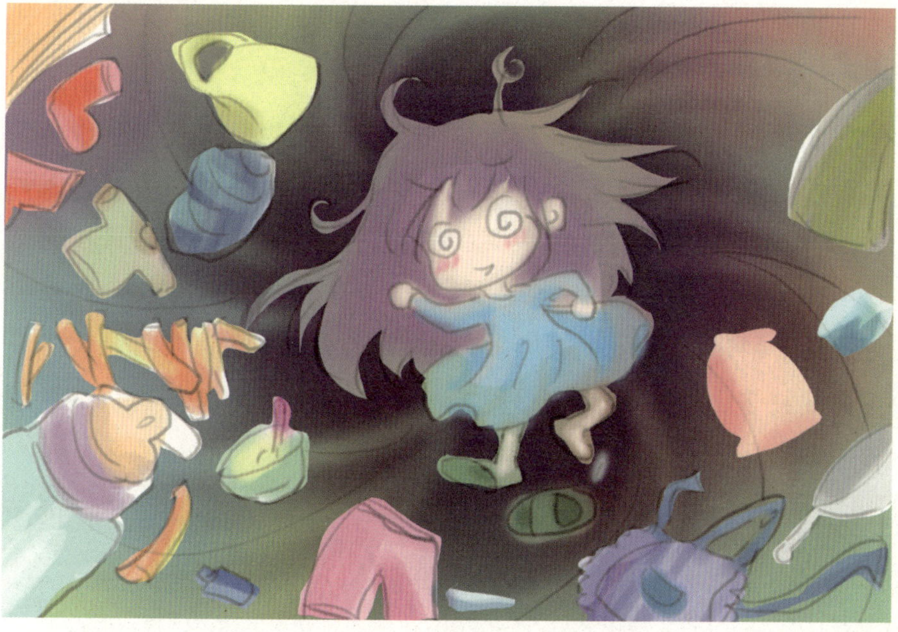

就像想起少女时的王子梦，那都是梦，做一下是要醒来的，想那些远没有百度查查鱼泥什么时候吃、在各电商处看看纸尿裤有没有打折来的实在。

【后记】拥有属于自己的妈妈圈

每个新手妈妈在育儿的初期，都会需要自己的“拧巴事儿”，有一个自己的妈妈圈，有一个可以吐槽和学习经验的空间，这是一件很重要的事情。

小到哪家网站的奶嘴特卖，大到当前月龄的宝宝容易生什么病，八卦到谁家的婆婆帮老公洗澡擦后背，励志到谁家的妈妈一结束产假就升职加薪工作带娃两不误，妈妈圈都是个重要的存在模式。这个圈可以是线下的，也可以是网上的，可以是同城的，也可以是各地的。最好各个月龄的宝妈都有一些，各类家庭组成的妈妈也最好都包括，在这里大家可以互通有无，既在提升育儿技能，也在这里吐槽矛盾，修复心情。

但这些信息我们也要选择性的接受，我的经验是，对于一些负面的情绪，听听就好。那些自己暂时没有面对到的困难，或许自己一直都不会遇到，犯不上提前发愁；对于那些自己正在面对的困难，原来自己也不是唯一一个这么糟糕的，也有人一起在努力。日子一分一厘的向前挪，挪着挪着老公就乖了，宝贝就大了，钱包就鼓了，老人就不和你拧巴了，就睡的到整宿觉了，生活就又美好了。

一切都会过去

贝塔妈是个一般幸运的妈妈。

幸运是说，贝塔妈如愿地收获到了一个健康可爱的宝贝。这是孕期最为朴素而简单的心愿，有些妈妈却不能实现，相比于这些妈妈，贝塔妈足够幸运。

一般幸运是说，贝塔妈也经历了一些很多妈妈或许还未体会过的心情，这得从贝塔出生时说起。

贝塔妈是突然破水入的院，经过了顺转剖的“二茬罪”。贝塔妈至今还记得医生把贝塔抱到妈妈面前，指着贝塔的小鸡鸡问妈妈：“是闺女还是儿子？”。妈妈的注意力不在此，谜底妈妈早就知道了，妈妈纠结的是，说好的大下巴到哪里去了？贝塔的小脸长的是圆圆乎乎的，一点没有下巴前伸的痕迹。这么说，贝塔的第一张照片还是蛮失真的（孕晚期B超时，医生已经告知妈妈贝塔是个男宝贝，还调侃妈妈说，幸亏是个男孩，不然贝塔的长下巴长在女孩身上该有多难看，作为证据，医生伯伯还拍了一张四维照片留给妈妈，照片上的贝塔宝确实下巴长过别人）。

这时候的妈妈正躺在手术台上，贝塔刚刚被医生阿姨喊起床并从自己的小房子里面被拉出来，心情不是特别的好，抿着小嘴巴，紧闭着眼睛，一副真讨厌吵醒了我的样子。给妈妈看了一眼鸡鸡，妈妈又偷瞄了一眼贝塔的小脸后，护士阿姨将贝塔送出手术室，而妈妈则等着医生阿姨将肚皮缝起来。没想到，这一眼，竟然是未来12天内妈妈看贝塔唯一的一眼。

妈妈继续躺在手术台上，医生把妈妈肚皮里面的零碎一一放回，皮抻一抻，缝一缝，一晃半个多小时就过去了。

手术完毕妈妈被推出来，爸爸等在门外，姥姥姥爷已经随着贝塔回到了病房。妈妈问爸爸："看见贝塔了吗？"爸爸说："看见了，好看着呢。"妈妈说："不是大下巴，哈哈。"爸爸说："你应该虚弱一点，不要这么兴奋。"妈妈说："没关系，麻药还没过劲，肚子不疼，想起一会儿就见宝贝了，兴奋得很。"

说说笑笑回到病房，被人从推车上抬到床上，开始找贝塔，没在小床里，没在姥姥怀里，没在屋子里面的任何一个角落。

妈妈一心认为姥姥姥爷把贝塔藏起来哄她玩，笑眯眯地问："宝贝呢？"

这一问到好，姥爷拉出去了爸爸，姥姥坐在了床头。

时至今日，我都不知道如何描述当时的心情，仅仅用一个"恐慌"是不到位的，但我又不知道还能用别的什么词。我就那样盯着贝塔姥姥的嘴，像是等待着宣判。"贝塔挺好的，很健康。不豁嘴儿，不六指儿，连你担心的黄体酮打多了尿路不闭合的问题也没有。身长52cm，体重7斤4两，很标准。"

我不接话，继续盯着姥姥的嘴，我知道，重点内容来了："就是宝宝出生的时候，你可能破水太久了吧，他体内的养分不够，血糖有些低，现在你还没有奶么不是，放在我们身边意义也不大，儿科就说先帮我们照顾着，给他喝点糖水，缓一缓，等你有奶了再给你。”

“什么时候还给我？”

或许是手术后的脸色实在难看，或许是我看起来实在着急，姥姥将头转向了别处，不忍心直视我的脸：“得先下奶，有了奶他回来才有的吃。”

“下了奶他就回来么？”

姥姥不说话，心疼地摸了摸妈妈的头。

“下了奶贝塔就回来么？”

“可能还得观察几天。”

“他到底是怎么了？”

“没怎么，什么都好，头发黑黑的，小腿肉乎乎的。”

“够了，他到底是怎么了？！”我失控地大喊。

“低血糖。需要住院治疗一段时间，你看他爸爸被你爸叫出去了，是去签入院同意书去了。”

“低血糖有什么后果，为什么要住院？”

“贝塔血糖太低了，正常范围起码要 3.8 以上，他只有 1.9，喝了糖水才 2.1。血糖持续很低会引起脑部损伤，医生已经直接收入新生儿 ICU 病房了。”

我不知道我用多久消化了这几句话，我觉得我只是在心里重复了一遍，去理解这句话是什么意思。而事后姥姥说，我起码沉默了有 10 分钟。我不记得当时是什么心情，只觉得我在努力地体会这句话，而姥姥说，我整个人傻在那里。

“脑损伤最坏的后果是什么？”

“不会的，脑损伤的概率很低的，才百分之一，我们不会遇到。”

“脑损伤的最坏后果是什么？”

“我们是剖腹产，贝塔取出来得及时，低血糖的环境持续的肯定不久，不会损伤的。”

“脑损伤的最坏后果是什么？”

“是脑瘫。”

“还有么？”

“对视力、听力都有影响。”

“只是有影响么？”

“严重的话影响机能。”

我开始沉默，姥姥很担心：“别想了。”但其实，我什么都没想。

“首先我们要好好下奶，有了奶贝塔回来才有的吃。”姥姥接着说。

这时候爸爸回来了，许是妈妈的脸色实在吓人，爸爸一下子扑到床前：“亲爱的你别吓我，小宝没事哈，真的没事，不是大事，住两天医院就好了。”

“他怎么样我都爱他。”

“是的，怎么样都爱他，我也是。”

“如果他留下后遗症了，我就全职在家陪他，你要努力赚钱养活我们母子。或者我们离婚，我要房子，以及你一半的收入作为抚养费。”

“别瞎想，我是爸爸，贝塔的成长，我不会也不应该缺席。不管怎么样，我都要陪着他和你。”

我不知道我该如何描述接下来 3 天的住院生活。我住的是双人间，另一张床总是传来宝宝的咿呀声，我，就这样在别的小宝的咿呀声中，咬牙练习下床走路，从站起，到可以往前走两步，到走到卫生间，再到走出病房门。也这样在别的小宝的吮吸声中，每 3 个小时用吸奶器吸一次奶，从没有，

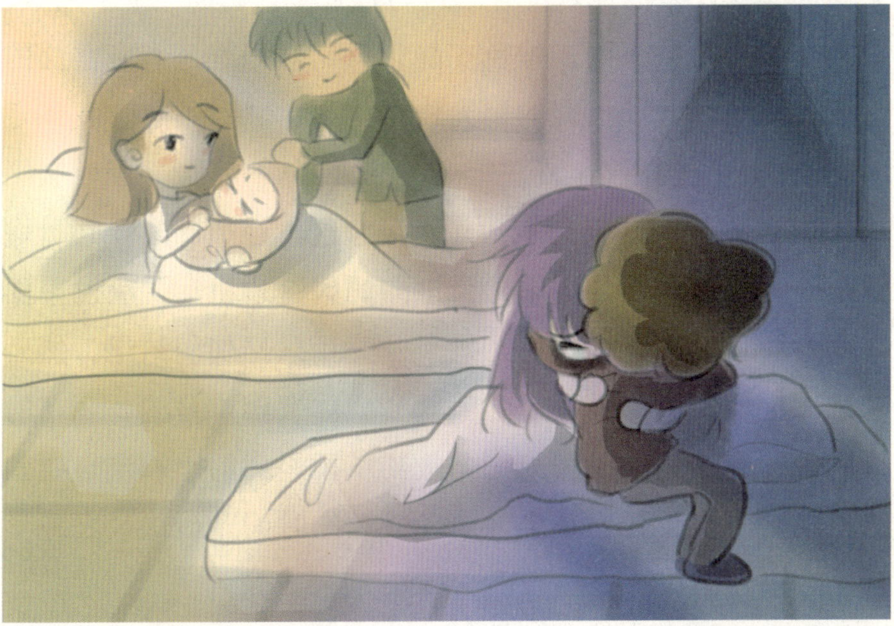

到 2 滴，到 1 毫升，再到 10 毫升。还这样边看着护士来来回回地抱着别家小宝洗澡、游泳，边咽下产后第一口米汤、青菜汤、小米粥、白煮菜。

时间没有我感觉的那么慢，也没有期望中过得那么快，整整 12 天后，贝塔才来到我的怀抱。那天一早，贝塔爸去医院接贝塔，妈妈在家里兴奋地坐也不是，站也不是，10 分钟一个电话，得到的答复是：贝塔从保温箱里被抱出来了，

爸爸签完出院告知书了，贝塔被爸爸抱上了车，贝塔睡了，还有半小时到家了，还有15分钟到家了，离家不到三公里了，楼下了，贝塔回来了。

这12天里，妈妈错过了好多，没有擦过贝塔的胎便，没有见到贝塔的脐带头，没有看过睁不开眼睛的他，也没有见到过浑身发黄的他。贝塔一到妈妈手里，就是一个小大宝，正常吃奶，不哭不闹，神色安静，只是对妈妈，有着怯怯的生疏，用他怀疑和探究的目光告诉妈妈："对不起，我忘记你是谁了，我们不熟。"

但当我写下这段文字，并回忆起这段经历的时候，贝塔就在一旁，在姥姥的怀里拼命地向妈妈这边扭动，嘴巴里面含糊不清地叫着："妈妈，妈……"我只好匆匆结尾，然后赶过去抱他，因为稍晚一会他就会大肆哭闹。是的，现在的贝塔，已经迅速地成长为一名极其腻歪妈妈的小赖宝，要赖的本事，不次于任何小宝，他以最短的时间，最快最好地学会了撒娇、撒泼、要赖。

看着怀里的他，从前的种种，突然有种恍如隔世之感。原来一切都会过去。

【后记】或许终将体会

我希望，天下所有的妈妈都不曾体会这种心情，这种恐慌而又无助的心情。但事实上，宝贝成长的过程中，我们不可避免地总要经历这样那样的状况，这样的心情，或许有一天，也不得不体会。

没有过不去的坎儿，没有翻不过的火焰山，就算眼前的时光使我们焦虑地就要冒起火来，也总有一天，这个火会被灭掉。就算时间是一毫米、一毫米地向前挨，也有迎来崭新一天的时候。分享这个并不欢乐的故事，给你，更给我自己。或许有一天，不管你多么不愿，你终将体会我这种心情；或许有一天，我多么的不想，也终将重温这种体会。这很不幸，但即使是不幸中的我们，也都要相信，一切都会过去，阳光就在明天。

来自转正后的贝塔爸

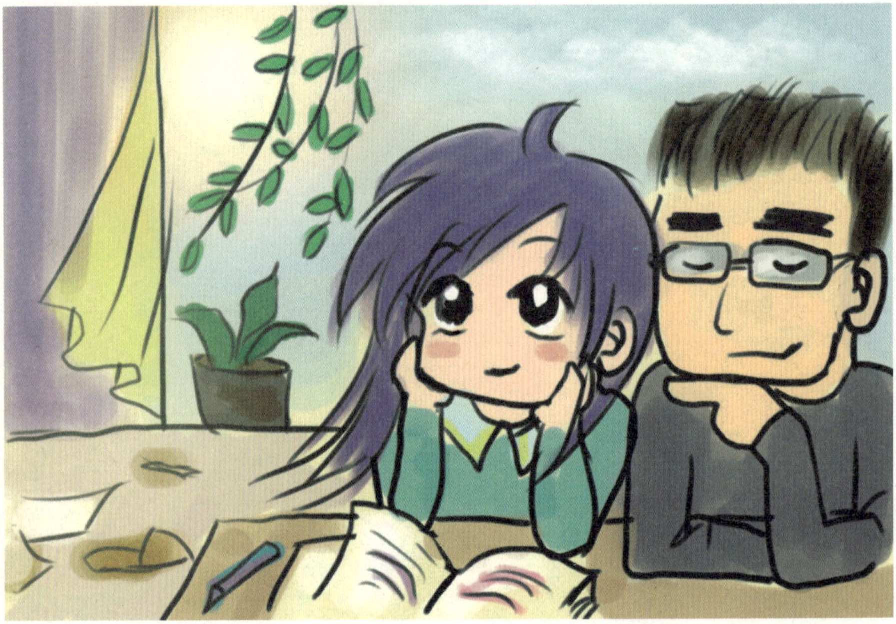

当贝塔妈和我说，要我写出两千字，作为我当爹这几个月来的总结时，我觉得压力很大。

贝塔妈不悦，这好几个月的感受，还写不成一篇短文？

好吧，女人的逻辑就是这样。你不能如何，你就是不够深刻；你不能说出热情洋溢的情话来赞美我，就是我在你眼中不够优秀美丽；你不能买 999 支玫瑰来装点我，就是我在你眼中不配拥有这样的豪华温情；你不能写出洋洋洒洒的两千字，就是我，哦，不，我们，就是我们在你心里不够重要。

这个帽子太大了，我戴不动。为了哄老婆平静，我还是得当那只被赶上架子的鸭子。

这一年很奇怪，像是一个循环一个圈。老婆的肚子，圆起来，圆起来，直到变成一个皮球，然后又一下子回到最初那纤细腰肢；老婆的体重，涨起来，涨起来，直到比我还重二十斤，然后又一下子回到最初的一百斤左右；老婆的头发，一剪子下去变成了小男生模样，然后慢慢地，慢慢地，又回到了原来的长度。昨天下午，我们牵手去看电影，我去售票窗口排队买票，一回头，她捧着一桶爆米花专心致志地看影讯，一脸认真挑选下周要看的电影的样子，好像她已经忘了，现在的她，很少有出来看电影的机会了。但在这一瞬间，好像一切都是老样子。

可是我们都知道，生活已经不是老样子，生活中已经有了一个他，一个叫做贝塔的小东西。我是第一个抱到贝塔的人，是我亲手把他从新生儿检查室抱到ICU病房的。那时候他很小，小到睁不开眼睛，小到发不出声音。他就那样被我捧在怀里，我的胳膊僵硬着，动都不敢动，生怕弄疼了他，或者吓到他。我轻轻地和他说：贝塔要乖，在医院好好配合医生，过几天妈妈爸爸就接你回家。

但就算是有这样的嘱咐，贝塔回家的时候依旧忘记了我们。还记得贝塔当初刚刚回到家的样子，小小的，怯怯的，眼睛里充满了警觉与敏感。给水就喝，给奶就吃，给妈妈就吃妈妈，给奶嘴就吃奶嘴，吃完不哭不闹，安静地发呆。就算是晚上饿了，也绝不哭闹，就那么静静地在黑暗中睁着眼睛傻等着。

想起小家伙现在不顺意就秒哭的小样子，我不禁哑然失笑，他到底是如何一步步走向“刁蛮”的？我竟然都完全想不起来了。我只记得，贝塔妈出月子前后，得了一次很严重的乳腺炎，发烧 42 度。贝塔连续 3 天没有吃到妈妈的奶。那时候妈妈很宠贝塔，恨不得 24 小时拿在手里，完全不顾自己是在坐月子，完全不怕把贝塔惯坏，就一心想把最初十几天的遗憾都弥补回来。但那时的贝塔不买账，别说对妈妈的特殊感情，连理睬都是少的。所以妈妈患乳腺炎期间，贝塔吃不到妈妈的奶也一副很不以为然的样子，反正就一副我吃奶瓶、吃奶粉好了，有什么了不起的样子。

可是在妈妈病好后，第一次亲自哺乳的时候，妈妈刚刚靠近贝塔，贝塔就以异常敏捷的速度，嗷的一口咬住，而后大声地咕嘟、咕嘟。那天贝塔第一次把脸蹭在妈妈身上，第一次笑眯眯地看着妈妈，也于那天晚上，第一次因为饿肚子而大哭。他终于接纳了我们这个家，接纳了我们。

贝塔妈妈说，那是有纪念意义的一天，那一天，我们结束了为人父母的试用期，成为了正式工。我，被儿子批准转正，成为了一名正式的爸爸。

转正后的爸爸上岗这几个月，虽然做的事情远没有妈妈多（这恐怕没有办法，我和贝塔的交情比他和妈妈的交情少了十个月，这是一个好大的鸿沟。而且妈妈掌管着贝塔的粮袋子。这两点决定着，贝塔需要妈妈必然比需要我多，我为贝塔能做的必然比妈妈能为贝塔做的要少），但也应起到较好的辅助作用（虽然妈妈也会写文章来吐槽爸爸的表现，但爸爸坚信那是希望爸爸更上一层楼，而不是指责爸爸当前做得不到位的意思），不然妈妈怎么会把为这一系列文章写结尾篇这项重要的工作交给爸爸？

早在贝塔在妈妈肚子里面只有三个月大的时候，爸爸也写了一篇阶段性感悟，我在里面说：作为一个未对人类发展做出杰出贡献的男人，作为一个还缺乏伟大事业来实现自己人生价值的男人，作为一个没有大爱之心想要将自己融化在公益事业中的男人，甚至作为一个没有什么突出才艺、没有超级强健体魄的男人来说，贝塔注定是我一生中最宏伟的成就，一生，最宏伟。当时写到这段话的时候，我觉得自己的眼眶湿漉漉的，现在，我重复这段话的时候，依旧如此。

我的心中充满了感动，说大点酸点，是为生命的神奇；为小点实在点，是为了老婆日渐枯黄的皮肤和儿子招人疼爱的笑脸；我的心中也充满了动力，说大点酸点，是充满为了祖国花朵茁壮成长而努力拼搏的动力，说小点实在点，是为了能够让老婆孩子过上更舒适更幸福生活的动力，他们值得拥有我能给予的所有美好。

老婆从孕期开始就开始写系列短文，我是忠实的读者，每一篇我都是第一位读者，负责改错字，找病句。老婆的一路辛苦，我看在眼里；老婆的一路感动，我也感同身受。老婆尽她可能地把整个孕产期和初为妈妈的过程、经验和感悟都记录下来，虽然里面还有很多方面没有覆盖到，但这种缺失，在我看来，是值得自豪和感恩的：

文章中没有涉及夫妻感情出现危机的时候该怎么办，没有涉及丈夫出轨该如何面对，没有涉及婆媳大战的具体过招，对于这些的没经验，我自豪。

文章中没有涉及排畸出现问题后自己是如何做去与留的

抉择的，没有出现唐筛高危后自己如何选择进一步检查方式的，没有出现婴儿重症的相关护理，对于这些的没出现，我感恩。

我很想给我这篇文章写一个结尾，一个吸引人的、升华主题的结尾，但我写不出。为人父母的路，我们走的还不远，如果可以，我希望永远记得此时此刻的心情，希望未来若干年后，茫然回首，还能想起这份熟悉的感动与幸福。

愿天下男人的妻儿幸福、平安每一天。